膵・胆管合流異常／先天性胆道拡張症診療ガイドライン【改訂第2版】

日本膵・胆管合流異常研究会，日本胆道学会 編

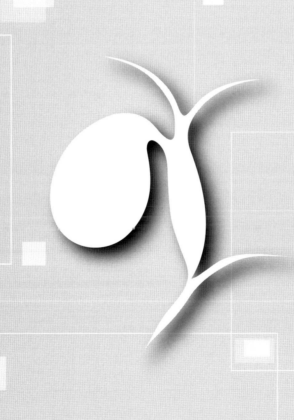

医学図書出版

第2版の序

　2012年に日本膵・胆管合流異常研究会と日本胆道学会により「膵・胆管合流異常診療ガイドライン」の第1版が出版されたが，それは専門家のコンセンサスに基づいたものであり，その診療において，いわゆる「推奨」を求めるものではなく，むしろこの疾患について広く認知していただくことを目的としていた。その後，2013年に日本膵・胆管合流異常研究会により「膵・胆管合流異常の診断基準」が改訂され，2015年には「先天性胆道拡張症の定義」が発表されるにいたり，2016年に「先天性胆道拡張症診療ガイドライン」の第1版が上梓された。しかし，膵・胆管合流異常は狭義の先天性胆道拡張症をも包括する病態であるため，その両者をまとめた診療ガイドラインの必要性が強調された。そこで，日本膵・胆管合流異常研究会において，2019年にガイドライン改訂委員会が開かれ，「膵・胆管合流異常/先天性胆道拡張症診療ガイドライン」の作成のアウトラインと方向性が話合われた。その結果，本ガイドラインの作成にあたり，Minds2020に準拠して作成すること，第1版のCQを見直し，システマティック・レビューを行い，推奨度もつけることによって，一般の診療医にもわかりやすくなることを心がけることとした。したがって，本ガイドラインは第1版よりも，一般診療においての道しるべとなり，患者さんにとっても有益なものとなることを大いに期待している。

　一方，委員会の検討では，本疾患が小児から成人にまたがることもあり，小児外科領域と成人外科領域での考え方の違いなどが明らかになった。また，そもそも胆管の拡張・非拡張の定義が未定という大きな問題も判明した。これらについては次の改訂までに解決すべき課題と考えている。また，確固たるエビデンスが少ない領域でもあり，今後の新たな研究のseedsとしても本ガイドラインが活用されることを願っている。

　本ガイドライン作成期間の大半はコロナ禍であり，対面での委員会開催はほとんどかなわず，Webとメールでの作成を余儀なくされた。時間は要したものの，顧問，各委員，各実務担当者の多大な貢献がなくしては本ガイドラインの完成がかなわなかった。お忙しい中，快くご協力くださったすべての顧問，委員，実務担当者に心より深謝申し上げます。

2024年（令和6年）6月吉日

　　　　　　　　　　　　　日本膵・胆管合流異常研究会　ガイドライン改訂委員会委員長
　　　　　　　　　　　　　千葉大学大学院　臓器制御外科学教授
　　　　　　　　　　　　　大塚　将之

第 1 版の序

　今から約 40 年前の 1969 年に D P Babitt 教授が膵胆管合流異常を伴った先天性総胆管拡張症の症例を発表した。この報告に注目した徳島大学の古味信彦教授は 1978 年の日本小児外科学会の開催時に膵胆管合流異常症の概念を普及することを目標に「夜の会」を開いた。この会が現在の日本膵・胆管合流異常研究会の初めての会と位置付けられている。

　参加者は当初，小児外科医が主であったが，ERCP の登場や成人の症例を扱うようになり内科医，内視鏡医，外科医，放射線科医や病理医までが加わった。

　第 6 回（1983 年）からは小児外科学会の附属研究会「夜の会」より独立して，日本膵胆管合流異常研究会として独自に開催されるようになった。

　今年度で 35 年目を迎える本研究会の学術集会以外の事業としては，1990 年には診断基準を提唱しこの研究分野を世界的にリードしてきた。今も画像診断法や分子生物学の発達に合わせて定義の見直しや，発生論，発癌機序の解明を行っている。また，1990 年から行われてきた全国登録症例数は 3,000 例に達する所である。10 年ごとに研究会の成果をまとめて書籍（膵胆管合流異常―消化器病セミナー，膵胆管合流異常―その Consensus と Controversy）を出版してきた。

　一昨年，9 月に行われた第 33 回の本研究会（名古屋）で更なる本研究会の飛躍と本疾患の診療レベルの向上のために，登録症例の追跡調査を行うことと診療ガイドラインを出版することとなった。

　膵・胆管合流異常診療ガイドライン作成委員長の神澤輝実氏（都立駒込病院内科）をはじめ 26 名の委員，さらに 3 名の評価委員が精力的に編集作業を行い，一年半という予想以上の早い時期に上梓することができた。この場を借りて委員諸氏のご尽力に深く感謝申し上げたい。

　内容は本疾患の概念・病態・病理，診断，膵胆道合併症から治療と予後である。いずれも CQ に対するステートメント，そして解説という形式で構成されている。特に本疾患と先天性胆道拡張症の異同については苦労したようだ。本疾患が日本でも年間 100 例前後しか登録されない，いわゆるまれな疾患であるため CQ に対するステートメントはエビデンスの高いものは少ない。そこで 1 回の公聴会を開き，そのうえで評価委員会が認めたものをステートメントに掲載することにした。明確なステートメントでないものもあるが，ここでの回答が現在のエキスパートコンセンサスであることを理解したうえで利用していただきたい。

　本症に対するガイドラインは世界ではじめてであるばかりでなく，ガイドラインの作成により今後の研究課題が浮き彫りになった点は誠に意義深いものと考えている。

　最後に，本ガイドラインが我が国の膵・胆管合流異常の診療レベルの向上に役立てば幸いである。

2012 年 1 月吉日

　　　　　　　　　　　　　　　　　　　　日本膵・胆管合流異常研究会　会長　　嶋田　紘

利益相反（COI）の開示

氏名	講演料	原稿料	研究費	寄付金	寄附講座
大塚　将之	アストラゼネカ	なし	なし	大鵬薬品工業，中外製薬	なし
石橋　広樹	なし	なし	なし	なし	なし
糸井　隆夫	ガデリウスメディカル，オリンパスメディカル，カネカメディカル，センチュリーメディカル，J-MIT，ゼオンメディカル，メディコスヒラタ	なし	ガデリウスメディカル	なし	なし
漆原　直人	なし	なし	なし	なし	なし
遠藤　格	旭化成ファーマ	なし	なし	旭化成ファーマ，小野薬品工業，コヴィディエンジャパン，大鵬薬品工業，中外製薬，エーザイ，医療法人みらい	なし
金子　健一朗	なし	なし	なし	なし	なし
佐々木　英之	なし	なし	なし	なし	なし
森根　裕二	なし	なし	なし	ツムラ	なし
高屋敷　吏	なし	なし	なし	なし	なし
大久保　龍二	なし	なし	なし	なし	なし
永井　一正	なし	なし	なし	なし	なし
本間　祐樹	なし	なし	なし	なし	なし
三宅　啓	なし	なし	なし	なし	なし
小西　孝宜	なし	なし	なし	なし	なし
西野　仁惠	なし	なし	なし	なし	なし
神澤　輝実	なし	なし	なし	なし	なし
袴田　健一	なし	なし	なし	中外製薬，アステラス製薬，大鵬薬品工業，ヤクルト本社，日本イーライリリー	なし
田尻　達郎	なし	なし	なし	なし	なし

BQ, CQ, FRQ 一覧

Q No.	BQ/CQ/FRQ	要約/推奨	推奨の強さ/エビデンスの確実性	ページ
BQ1	膵・胆管合流異常/先天性胆道拡張症とはどのような疾患なのか？	1. 膵・胆管合流異常とは膵管と胆管が十二指腸外で合流する形成異常で，膵液と胆汁の相互逆流によりさまざまな病態が惹起される。 2. 先天性胆道拡張症とは総胆管を含む肝外胆管が限局性に拡張する先天性の形成異常で，膵・胆管合流異常を合併する。		
BQ2	膵・胆管合流異常と高位合流の異同は何か？	膵・胆管高位合流とは，共通管の長さが6mm以上あるが，膵管と胆管の合流部に括約筋作用が及ぶ例である。合流部に括約筋作用が及ぶため膵・胆管合流異常ではないが，膵液と胆汁の相互逆流が起きやすく膵・胆管合流異常と類似した病態となる。		
BQ3	膵・胆管合流異常/先天性胆道拡張症はどのように分類されるか？	1. 膵・胆管合流異常は総胆管の拡張の有無による分類と膵管と胆管の合流形式による分類がある。 2. 胆管の拡張の有無により胆管拡張型＝先天性胆道拡張症と胆管非拡張型に分類される。 3. 合流形式による分類は木村分類，新古味分類，診断基準検討会分類などがある。 4. 先天性胆道拡張症は戸谷分類によりⅠa型，Ⅰc型，Ⅳ-A型に分類される。		
BQ4	膵・胆管合流異常に伴う胆道の病理学的変化は？	膵液の胆道内への逆流（膵液胆道逆流現象）により，胆道粘膜に持続する炎症と再生が生じ，過形成，異形成から発癌しうる。		
BQ5	膵・胆管合流異常/先天性胆道拡張症を疑う臨床症状は？	1. 成人では，腹痛，嘔吐，黄疸，白色便などの臨床症状を認める場合，膵・胆管合流異常/先天性胆道拡張症を念頭におく必要がある。 2. 小児では，黄疸や繰り返す腹痛や嘔吐に高アミラーゼ血症を伴う場合，膵・胆管合流異常/先天性胆道拡張症を疑う。		
BQ6	膵・胆管合流異常/先天性胆道拡張症を疑う腹部US所見は？	USでは総胆管の拡張像と胆嚢壁の肥厚像が特徴である。		
BQ7	先天性胆道拡張症の出生前診断は可能か？	出生前診断される症例は増えているが，囊胞型胆道閉鎖症（Ⅰcyst型，Ⅲd型）との鑑別が必要である。		

BQ8	膵・胆管合流異常/先天性胆道拡張症に合併する良性の膵胆道合併症にはどのようなものがあるか？（機序を含む）	膵・胆管合流異常/先天性胆道拡張症に合併する良性の膵胆道合併症には1) 蛋白栓, 2) 胆道結石, 3) 急性膵炎/高アミラーゼ血症, 4) 慢性膵炎, 5) 胆管炎, 6) 胆道穿孔があげられる。		
BQ9	膵・胆管合流異常/先天性胆道拡張症に合併する胆道癌の頻度と特徴は？	成人の先天性胆道拡張症で20％程度，胆管非拡張型膵・胆管合流異常で40％ほどに胆道癌の合併を認め，中でも胆嚢癌が多い。また，小児における合併例の報告もある。		
BQ10	術後早期と晩期合併症にはどのようなものがあり，またその頻度は？	早期合併症には縫合不全，膵液瘻などがあり頻度は10％程度で，晩期合併症には胆管炎・肝内結石や膵石・膵炎，遺残胆管癌などがあり頻度は報告により異なる。		
BQ11	膵・胆管合流異常/先天性胆道拡張症術後の胆管癌発生頻度は，一般人と変わらないか？	多数例の報告は少ないが，胆管切除後の発癌リスクは25年で10％程度とする報告もあり，我が国の生涯累積罹患リスクと比較すると高いと考えられる。		
CQ1	膵・胆管合流異常/先天性胆道拡張症の診断においてMRCP検査は推奨されるか？	膵・胆管合流異常/先天性胆道拡張症の診断において，MRCPの高い診断能，低侵襲性を考慮するとMRCP検査を行うことを推奨する。	強い/B	
CQ2	膵・胆管合流異常/先天性胆道拡張症の診断においてMD-CT，DIC-CTは推奨されるか？	膵・胆管合流異常/先天性胆道拡張症の診断において，小児例・成人例ともMD-CT，DIC-CTを行うことを提案する。	弱い/D	
CQ3	膵・胆管合流異常/先天性胆道拡張症の診断においてEUSは推奨されるか？	膵・胆管合流異常/先天性胆道拡張症の診断において，EUS検査を行うことを提案する。	弱い/D	
CQ4	胆汁中アミラーゼの測定は膵・胆管合流異常の診断に有用か？	胆汁中アミラーゼの測定は膵・胆管合流異常の補助診断に有用であり，行うことを提案する。	弱い/C	
CQ5	膵・胆管合流異常/先天性胆道拡張症は無治療経過観察が可能か？	診断確定後はすみやかな手術が必要であり，無治療経過観察は行わないことを推奨する。	強い/C	
CQ6	先天性胆道拡張症の出生前診断または早期乳児発症例に対して早期手術が推奨されるか？	1. 有症状症例では，灰白色便や黄疸などの症状が生じた場合はすみやかな介入を推奨する。 2. 無症状例では，早期手術（新生児期）は，肝硬変を回避できるが手術合併症が増加する可能性があるので有用性が明確でない。	強い/C なし/C	

CQ7	胆管非拡張型膵・胆管合流異常に対し，胆管切除は推奨されるか？	胆管非拡張型膵・胆管合流異常に対して胆管切除は有用性が明確でない。	なし/D	
CQ8	膵・胆管合流異常/先天性胆道拡張症に膵内胆管切除は必要か？	膵内遺残胆管における術後発癌や，遺残胆管結石，膵石発生を予防するため，膵内胆管切除を行うことを提案する。	弱い/C	
CQ9	術中胆道造影は治療上推奨されるか？	術中胆道造影は，胆管の切除範囲だけでなく，相対的胆管狭窄の確認のため行うことを提案する。また小児有症状例で術前画像が不十分な場合には必須である。	弱い/C	
CQ10	肝門部先天性胆管狭窄に対する処置は推奨されるか？	肝門部先天性胆管狭窄は，肝外胆管切除後の胆管炎や肝内結石の原因になることから，初回手術時に狭窄部を切除または形成することを提案する。	弱い/C	
CQ11	膵管内蛋白栓に対する術中処置は推奨されるか？	手術時に残存した蛋白栓を除去する処置を行うことは，その効果を明確に示した文献がないが，胆管洗浄などの簡便な処置で除去可能であれば，行うことを提案する。	弱い/D	
CQ12	胆道再建術式として肝管十二指腸吻合は推奨されるか？	胆道再建術式に関して，肝管十二指腸吻合の実施については明確な推奨を提示し得ない。ただし，本邦では多くの施設で胆管空腸吻合による胆道再建が選択されていることに留意して，再建術式を選択することが望ましいと考えられる。	弱い/C	
CQ13	胆管穿孔を伴った症例に対し，一期的切除は推奨されるか？	胆管穿孔を伴った症例に対する一期的切除については，明確な推奨を提示し得ない。ただし，一期的切除が可能な症例もあることより，症例ごとの術式選択が必要と考えられる。	なし/C	
CQ14	膵・胆管合流異常/先天性胆道拡張症に対し，腹腔鏡下手術は推奨されるか？	膵・胆管合流異常/先天性胆道拡張症に対し，術後入院日数が短縮されることや術中出血量が減少されることにかんがみ腹腔鏡手術を行うことを提案する。	弱い/C	
CQ15	胆管切除後の肝内結石や胆管炎に再手術に先立って内視鏡的治療を行うことは推奨されるか？	胆管切除後の肝内結石や胆管炎に対する内視鏡的治療が有効である病態はあると考えられるが，確実な効果を得られる適応については現時点で明確な推奨はできない。	弱い/D	
CQ16	胆管切除後の膵内結石や膵炎に再手術が内視鏡治療に比較して推奨されるか？	胆管切除後の膵内結石や膵炎に対する再手術は合併症発生率が高いが再発率が低い，一方で内視鏡治療は手技に伴う合併症発生率は低いが再発率が高い報告がある。現時点では症例集積が少ないため，明確な推奨は困難である（患者の価値観を重視して実施すべきであろう）。	なし/D	

CQ17	膵・胆管合流異常/先天性胆道拡張症術後は，一生涯にわたる観察期間が推奨されるか？	膵・胆管合流異常/先天性胆道拡張症術後は，一生涯にわたる観察を推奨する。	強い/C	
FRQ1	戸谷Ⅳ-A型に対し，肝切除は推奨されるか？	肝萎縮や片葉に限局した肝内結石を合併したⅣ-A症例では肝切除も考慮すべきだが，肝切除の付加が術後の肝内結石や異時性発癌を減少させる明確なエビデンスはない。全国集計などの解析が待たれる。		
FRQ2	無症状の膵内遺残胆管の切除は推奨されるか？	膵内遺残胆管の発癌頻度は0.5％程度と推定される。無症状の膵内遺残胆管の切除については，いまだ報告症例数が少ないことから，全国集計によって術中・術後合併症発生率などを明らかにしてから推奨を決定すべきであろう。		

略語一覧

略語	英文	和文
CT	computed tomography	コンピュータ断層撮影
DIC-CT	drip infusion cholangio CT	点滴静注胆嚢胆管造影CT
ERCP	endoscopic retrograde cholangiopancreatography	内視鏡的逆行性胆管膵管造影
EUS	endoscopic ultrasonography	超音波内視鏡
MD-CT	multi-detector row CT	マルチスライスCT
MRCP	magnetic resonance cholangiopancreatography	磁気共鳴胆道膵管撮影
MRI	magnetic resonance imaging	磁気共鳴撮像法
PBM	pancreaticobiliary maljunction	膵・胆管合流異常
US	ultrasonography	超音波検査

1．本ガイドライン作成の背景と目的

　2012年に日本膵・胆管合流異常研究会と日本胆道学会により「膵・胆管合流異常診療ガイドライン」が出版されたが，それは専門家のコンセンサスに基づき，膵・胆管合流異常の診療に一定の指針を与え，この疾患について広く認知していただくことを目的としていた。その後，2013年には日本膵・胆管合流異常研究会により「膵・胆管合流異常の診断基準」が改訂され，2015年には「先天性胆道拡張症の定義」が発表されている。ここにおいて，いわゆる狭義の先天性胆道拡張症とは，"総胆管を含む肝外胆管が限局性に拡張する先天性の形成異常で，膵・胆管合流異常を合併するものをいう。"と定義され，膵・胆管合流異常と胆管拡張という病態を併せもつentityであることが示された。その定義に基づき，2016年には「先天性胆道拡張症診療ガイドライン」が発表されている。なお，2015年の定義によれば，膵・胆管合流異常は狭義の先天性胆道拡張症も包括する病態であるため，膵・胆管合流異常と先天性胆道拡張症を併せたうえでこの疾患を理解し，専門医のみならず一般臨床医が適切な診療ができる一助となるようなガイドラインが必要と考え，「膵・胆管合流異常/先天性胆道拡張症診療ガイドライン」を作成することとした。

　本ガイドライン作成の目的は，膵・胆管合流異常/先天性胆道拡張症の疾患・病態の理解を深めるとともに，その効果的・効率的な診断法，適切な治療法，さらには治療後の合併症（とくに晩期合併症）にてQOLが損なわれる患者が少なからず認められる点にかんがみ，その対策につき，体系化された指針を提示することにある。

2．本ガイドラインの対象

診療対象：
　先天性胆道拡張症は小児期発症難治性希少肝胆膵疾患の一つである。したがって，小児から成人における先天性胆道拡張症あるいは膵・胆管合流異常患者，またはそれが疑われる患者，さらには，本疾患にて治療された後の合併症を有する患者を対象とした。

使用対象：
　原則として，膵・胆管合流異常/先天性胆道拡張症の診療に携わる臨床医を対象とし，一般臨床医においても本疾患を適切に診療できるように配慮した。さらに，本ガイドラインを通して，患者・家族をはじめとした市民にも本疾患の理解を深めていただけることが望まれる。

3．本ガイドラインの構成

　本ガイドラインの作成にあたっては，日本膵・胆管合流異常研究会において，ガイドライン改訂委員会が設置された。本疾患に携わる医療従事者が抱くことが多いと考えられる臨床上の問題点をクリ

ニカルクエスチョン（CQ）の形にし，システマティックレビューを行い，エビデンスを評価し，その総体としての質，益と害のバランス，患者の価値観，費用対効果を考慮して推奨度を決定した．また，本疾患の認知度・理解度を高めるために，一般的・基本的事項はバックグラウンドクエスチョン（BQ）として記載した．さらに，現状では推奨度の決定ができない臨床上重要問題点はフューチャーリサーチクエスチョン（FRQ）として今後のエビデンス創出に期待した．

本ガイドラインは「Minds 診療ガイドライン作成マニュアル 2020」に準拠して作成したが，システマティックレビューチームは設けなかったため，エビデンスの収集，評価・統合についても改訂委員会で実施した．対象集団の価値観や希望については，文献調査と委員個々の診療対象（患者）から情報を収集した．本ガイドラインの全内容は，ガイドライン改訂委員会委員全員による討論を経て承認されたものである．

4．本ガイドラインを使用する場合の注意事項

本ガイドラインは作成時点でもっとも標準的な指針を示したものであり，実際の診療行為を強制するものではない．各施設の状況（人員，経験，機器など）や個々の患者の個別性を加味して，患者，家族と診療にあたる医師やその他の医療者などと話し合いのうえ，最終的に対処法を決定すべきである．また，ガイドラインの記述の内容については日本膵・胆管合流異常研究会および日本胆道学会が責任を負うものとするが，治療結果に対する責任は直接の診療担当医師に帰属するものであり，日本膵・胆管合流異常研究会および日本胆道学会，本ガイドライン改訂委員会は責任を負わない．

5．本ガイドラインの作成方法

1）エビデンス収集方法（文献検索）

前版の膵・胆管合流異常診療ガイドラインと先天性胆道拡張症　診断・治療ガイドラインを参考に，膵・胆管合流異常/先天性胆道拡張症の診療上，最重要課題を見直し，それをもとに委員会会議で CQ を設定した．CQ の設定に際しては，PICO（P：patients，I：interventions，C：comparisons，controls，O：outcomes）に基づき，それに対して包括的な文献検索を行った．文献検索は，2012 年の膵・胆管合流異常診療ガイドラインで検索した以降の PubMed，Cochrane Library，医学中央雑誌に報告された，2020 年 12 月までの文献を，検索キーワードに基づく検索式（QR コード参照）を用いて行った．これらのデータベースにない文献や学会/研究会報告，あるいは検索期間外の文献についても，重要なものに関しては，各作成委員の判断でハンドサーチを行い，適宜追加した．

2）エビデンスレベルの評価

収集した文献は，GRADEシステムで用いられているシステマティックレビューの方法を用いて評価し，エビデンス総体のエビデンスの強さを決定した。研究デザインが同様な研究報告がある場合には，量的統合（メタアナリシス）を行い，エビデンス総体の強さを検討する一項目として考慮した。

3）推奨の決定

各CQの担当者は，エビデンスレベルの評価をもとに，望ましい効果（益）と望ましくない効果（害）のバランス，患者の価値観，費用対効果を加味して推奨文・解説文の草案を作成した。その後，ガイドライン改訂委員会にて資料，推奨文・解説文草案について議論した後，GRADEグリッドを用い，推奨決定のための投票を行った。投票に際しては，委員・実務委員の2/3の参加を必須とし，COIのある委員・実務委員は棄権することとし，原則，行うことを強く推奨する，行うことを弱く推奨する，行わないことを弱く推奨する，行わないことを強く推奨する，のいずれかに投票した。その結果，80％以上の票が特定の方向に集中を得た場合，同意とし，同意が得られない場合は結果を公表したうえで，討論の後，再投票を繰り返し，3回まで本行程を繰り返した。それでも同意が得られなかった場合は，「推奨なし」とした。

4）公聴会

ドラフトを作成後，第46回日本膵・胆管合流異常研究会（2023年9月9日　13：05〜13：35）にてガイドライン改訂委員会報告を行い，広く本領域にかかわる会員からの意見を求め，その後，第59回日本胆道学会学術集会（2023年9月14日　17：00〜18：00）にて公聴会を開催した。

5）外部評価

膵・胆管合流異常/先天性胆道拡張症の診療に精通している評価委員により内容を評価いただいた。

6．出版後のモニタリングと今後の改訂

日本膵・胆管合流異常研究会にて，本ガイドラインの普及度，診療内容の変化などをモニタリングし，希少疾患であることにかんがみ，5〜10年を目処に改訂版を作成する予定である。

7．資金

本ガイドラインを作成した資金は，すべて日本膵・胆管合流異常研究会および日本胆道学会によるものであり，それ以外の組織・企業などからの資金供与は一切受けていない。

8．利益相反

ガイドライン改訂委員会委員・実務委員，外部評価委員に関して利益相反（COI）に関する申告を

受け，全員，本ガイドライン作成・投票・評価に関して問題なしと判定された。各委員の COI を巻頭に開示した。

9．ガイドライン改訂委員，実務委員

顧問： 神澤　輝実（東京都立駒込病院内科）
委員長： 大塚　将之（千葉大学大学院臓器制御外科学）
委員： 石橋　広樹（徳島大学小児外科・小児内視鏡外科）
　　　 糸井　隆夫（東京医科大学消化器内科）
　　　 漆原　直人（静岡県立こども病院小児外科）
　　　 遠藤　　格（横浜市立大学大学院消化器・腫瘍外科学）
　　　 金子健一朗（愛知医科大学外科学講座小児外科）
　　　 佐々木英之（東北大学小児外科）
　　　 森根　裕二（徳島大学消化器・移植外科）
実務委員：高屋敷　吏（千葉大学大学院臓器制御外科学）
　　　 大久保龍二（東北大学小児外科）
　　　 永井　一正（東京医科大学消化器内科）
　　　 本間　祐樹（横浜市立大学大学院消化器・腫瘍外科学）
　　　 三宅　　啓（静岡県立こども病院小児外科）
協力者： 小西　孝宜（千葉大学大学院臓器制御外科学）
　　　 西野　仁惠（千葉大学大学院臓器制御外科学）

10．外部評価

　弘前大学大学院消化器外科学の袴田健一教授と九州大学大学院小児外科学の田尻達郎教授に外部評価委員を委任し，外部評価を実施していただいた。その際，「対象と目的」「利害関係者の参加」「作成の厳密さ」「提示の明確さ」「適用可能性」「編集の独立性」および「ガイドラインの全体評価」から構成される AGREE II を用いて評価を受けた。これらの結果は巻末に掲載し，次回以降の改訂に役立てたいと考えている。

11．本ガイドラインの普及と活用促進

　本ガイドラインは書籍として出版するとともに，日本膵・胆管合流異常研究会および日本胆道学会のホームページ上にも公開する予定である。また，CQ やステートメントは英文化し，国際誌に掲載する予定である。

膵・胆管合流異常診断基準（2013）

定義

　膵・胆管合流異常とは，解剖学的に膵管と胆管が十二指腸壁外で合流する先天性の形成異常をいう。

病態

　膵・胆管合流異常では，機能的に十二指腸乳頭部括約筋（Oddi筋）の作用が膵胆管合流部に及ばないため，膵液と胆汁の相互逆流が起こり，胆汁や膵液の流出障害や胆道癌など胆道ないし膵にいろいろな病態を引き起こす。

診断基準

　膵・胆管合流異常の診断は，画像または解剖学的検索によって行われ，以下のいずれかを満たせばよい。

1. 画像診断

　1）直接胆道造影（ERCP，経皮経肝胆道造影，術中胆道造影など）またはMRCPや3D-DIC-CT像などで，膵管と胆管が異常に長い共通管をもって合流するか，異常な形で合流することを確認する。

　ただし，共通管が比較的短い例では，直接胆道造影で乳頭部括約筋作用が膵胆管合流部に及ばないことを確認する必要がある。

　2）EUSまたはmultidetector-row CT（MD-CT）のmulti-planar reconstruction（MPR）像などで，膵管と胆管が十二指腸壁外で合流することを確認する。

2. 解剖学的診断

　手術または剖検などで，膵胆管合流部が十二指腸壁外に存在するか，または膵管と胆管が異常な形で合流することを確認する。

補助診断

　つぎのような所見は，膵・胆管合流異常の存在を強く示唆しており，有力な補助診断となる。

1. 高アミラーゼ胆汁

　開腹直後または経皮的に採取した胆管または胆嚢内の胆汁中膵酵素が異常高値を示す。しかし，合流異常例でも血清濃度に近いもの，それ以下の低値例も少なからずあり，また逆に，正常合流例で一過性に高値を示すこともある。

2. 肝外胆管拡張

　膵・胆管合流異常には，胆管に拡張を認める例（先天性胆道拡張症）と胆管に拡張を認めない例（胆管非拡張型）がある。

　肝外胆管に囊胞状，紡錘状，円筒状などの拡張がみられるときには，膵・胆管合流異常の詳細な検索が必要である。

　なお，胆管拡張の診断は，年齢に相当する総胆管径の基準値を参考にする。

日本膵・胆管合流異常研究会　日本膵・胆管合流異常研究会診断基準検討委員会

委員長：神澤　輝実

委　員：安藤　久實，濱田　吉則，藤井　秀樹

越永　従道，漆原　直人，糸井　隆夫

（順不同）

先天性胆道拡張症診断基準（2015）

定義

先天性胆道拡張症（congenital biliary dilatation）とは，総胆管を含む肝外胆管が限局性に拡張する先天性の形成異常で，膵・胆管合流異常を合併するものをいう．ただし，肝内胆管の拡張を伴う例もある．

病態

胆管拡張と膵・胆管合流異常により，胆汁と膵液の流出障害や相互逆流，胆道癌など肝，胆道および膵に様々な病態を引き起こす．

診断基準

先天性胆道拡張症の診断は，胆管拡張と膵・胆管合流異常の両者が画像または解剖学的に証明された場合になされる．ただし，結石，癌などによる胆道閉塞に起因する後天性，二次的な胆道拡張は除外する．

1. 胆管拡張の診断

　1）胆管径

　胆管径は，超音波検査，MRCP，CT（MD-CT の MPR 像ほか）などの胆道に圧のかからない検査によって，総胆管の最も拡張した部位の内径を測定する．

　胆管径は，年齢により変化するので，超音波検査による年齢別の胆管径の上限値（表1）を参考にする．

　2）拡張部位

　胆管拡張は，総胆管を含むものとする．また，総胆管を含む肝外胆管の拡張と同時に肝内胆管が拡張している例も，先天性胆道拡張症に含める．

　3）拡張形態

　拡張形態は，嚢胞型と円筒（紡錘）型の2つに分けられる．

　狭義の先天性胆道拡張症は，戸谷分類（図1）のⅠa型，Ⅰc型，Ⅳ-A型で表現される．

2. 膵・胆管合流異常の診断

　膵・胆管合流異常の診断は，先天性胆道拡張症の診断に必須であり，膵・胆管合流異常の診断基準2013に準拠してなされる．

表 1 超音波検査による胆管拡張の年齢別参考値（BQ3 文献 3 より引用）

年齢	基準値	上限値	拡張の診断
0 歳	1.5 mm	3.0 mm	3.1 mm 以上
1 歳	1.7 mm	3.2 mm	3.3 mm 以上
2 歳	1.9 mm	3.3 mm	3.4 mm 以上
3 歳	2.1 mm	3.5 mm	3.6 mm 以上
4 歳	2.3 mm	3.7 mm	3.8 mm 以上
5 歳	2.4 mm	3.9 mm	4.0 mm 以上
6 歳	2.5 mm	4.0 mm	4.1 mm 以上
7 歳	2.7 mm	4.2 mm	4.3 mm 以上
8 歳	2.9 mm	4.3 mm	4.4 mm 以上
9 歳	3.1 mm	4.4 mm	4.5 mm 以上
10 歳	3.2 mm	4.5 mm	4.6 mm 以上
11 歳	3.3 mm	4.6 mm	4.7 mm 以上
12 歳	3.4 mm	4.7 mm	4.8 mm 以上
13 歳	3.5 mm	4.8 mm	4.9 mm 以上
14 歳	3.6 mm	4.9 mm	5.0 mm 以上
15 歳	3.7 mm	5.0 mm	5.1 mm 以上
16 歳	3.7 mm	5.1 mm	5.2 mm 以上
17 歳	3.7 mm	5.2 mm	5.3 mm 以上
18 歳	3.8 mm	5.3 mm	5.4 mm 以上
19 歳	3.8 mm	5.4 mm	5.5 mm 以上
20 歳代	3.9 mm	5.9 mm	6.0 mm 以上
30 歳代	3.9 mm	6.3 mm	6.4 mm 以上
40 歳代	4.3 mm	6.7 mm	6.8 mm 以上
50 歳代	4.6 mm	7.2 mm	7.3 mm 以上
60 歳代	4.9 mm	7.7 mm	7.8 mm 以上
70 歳代以上	5.3 mm	8.5 mm	8.6 mm 以上

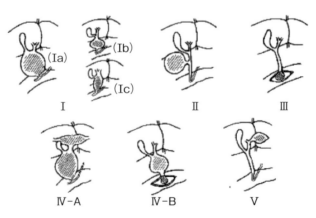

図 1 戸谷分類（BQ3 文献 9 より引用）

日本膵・胆管合流異常研究会　日本膵・胆管合流異常研究会診断基準検討委員会
委員長　濱田　吉則
顧　問　安藤　久實
委　員　神澤　輝実，糸井　隆夫，漆原　直人，越永　従道，齋藤　武
　　　　藤井　秀樹，諸冨　嘉樹

膵・胆管合流異常／先天性胆道拡張症診療ガイドライン　目次

第2版の序 ………………………………………………………………………………………………… i
第1版の序 ………………………………………………………………………………………………… ii
利益相反（COI）の開示 ………………………………………………………………………………… iii
BQ，CQ，FRQ 一覧 ……………………………………………………………………………………… iv
略語一覧 …………………………………………………………………………………………………… viii
本ガイドライン作成の背景と目的 ……………………………………………………………………… ix
膵・胆管合流異常診断基準（2013），先天性胆道拡張症診断基準（2015） ………………………… xiii

Ⅰ．概念，病態，病理
BQ1．膵・胆管合流異常／先天性胆道拡張症とはどのような疾患なのか？ ………………………… 1
BQ2．膵・胆管合流異常と高位合流の異同は何か？ ………………………………………………… 3
BQ3．膵・胆管合流異常／先天性胆道拡張症はどのように分類されるか？ ………………………… 5
BQ4．膵・胆管合流異常に伴う胆道の病理学的変化は？ …………………………………………… 10

Ⅱ．診断
BQ5．膵・胆管合流異常／先天性胆道拡張症を疑う臨床症状は？ ………………………………… 13
BQ6．膵・胆管合流異常／先天性胆道拡張症を疑う腹部 US 所見は？ …………………………… 15
BQ7．先天性胆道拡張症の出生前診断は可能か？ …………………………………………………… 17
CQ1．膵・胆管合流異常／先天性胆道拡張症の診断において MRCP 検査は推奨されるか？ …… 19
CQ2．膵・胆管合流異常／先天性胆道拡張症の診断において MD-CT，DIC-CT は推奨されるか？
　　 ……………………………………………………………………………………………………… 22
CQ3．膵・胆管合流異常／先天性胆道拡張症の診断において EUS は推奨されるか？ …………… 25
CQ4．胆汁中アミラーゼの測定は膵・胆管合流異常の診断に有用か？ …………………………… 27

Ⅲ．膵胆道合併症
BQ8．膵・胆管合流異常／先天性胆道拡張症に合併する良性の膵胆道合併症にはどのようなものがあるか？（機序を含む） ……………………………………………………………………………… 31
BQ9．膵・胆管合流異常／先天性胆道拡張症に合併する胆道癌の頻度と特徴は？ ……………… 36

Ⅳ．治療
CQ5．膵・胆管合流異常／先天性胆道拡張症は無治療経過観察が可能か？ ……………………… 39

CQ6. 先天性胆道拡張症の出生前診断または早期乳児発症例に対して早期手術が推奨されるか？ ……………………………………………………………………………………… 42
CQ7. 胆管非拡張型膵・胆管合流異常に対し，胆管切除は推奨されるか？ ………………… 45
CQ8. 膵・胆管合流異常/先天性胆道拡張症に膵内胆管切除は必要か？ …………………… 49
CQ9. 術中胆道造影は治療上推奨されるか？ …………………………………………………… 52
CQ10. 肝門部先天性胆管狭窄に対する処置は推奨されるか？ ……………………………… 56
CQ11. 膵管内蛋白栓に対する術中処置は推奨されるか？ …………………………………… 59
CQ12. 胆道再建術式として肝管十二指腸吻合は推奨されるか？ …………………………… 62
CQ13. 胆管穿孔を伴った症例に対し，一期的切除は推奨されるか？ ……………………… 68
CQ14. 膵・胆管合流異常/先天性胆道拡張症に対し，腹腔鏡下手術は推奨されるか？ …… 71
FRQ1. 戸谷Ⅳ-A型に対し，肝切除は推奨されるか？ ………………………………………… 76
BQ10. 術後早期と晩期合併症にはどのようなものがあり，またその頻度は？ …………… 77
BQ11. 膵・胆管合流異常/先天性胆道拡張症術後の胆管癌発生頻度は，一般人と変わらないか？ ……………………………………………………………………………………… 78
CQ15. 胆管切除後の肝内結石や胆管炎に再手術に先立って内視鏡的治療を行うことは推奨されるか？ ………………………………………………………………………………… 79
CQ16. 胆管切除後の膵内結石や膵炎に再手術が内視鏡治療に比較して推奨されるか？ …… 82

Ⅴ．術後合併症

CQ17. 膵・胆管合流異常/先天性胆道拡張症術後は，一生涯にわたる観察期間が推奨されるか？ ……………………………………………………………………………………… 85
FRQ2. 無症状の膵内遺残胆管の切除は推奨されるか？ ……………………………………… 89

外部評価の結果 …………………………………………………………………………………… 91

＃ Ⅰ．概念，病態，病理

I．概念，病態，病理

BQ1　膵・胆管合流異常/先天性胆道拡張症とはどのような疾患なのか？

- 膵・胆管合流異常とは膵管と胆管が十二指腸外で合流する形成異常で，膵液と胆汁の相互逆流によりさまざまな病態が惹起される．
- 先天性胆道拡張症とは総胆管を含む肝外胆管が限局性に拡張する先天性の形成異常で，膵・胆管合流異常を合併する．

<解説>

　膵・胆管合流異常は，解剖学的に膵管と胆管が十二指腸外で合流する形成異常と定義される[1]．通常，膵管と胆管は十二指腸乳頭部括約筋の作用の及ぶ十二指腸壁内で合流するが，膵・胆管合流異常では共通管が長く括約筋作用が膵胆管合流部に及ばないため，膵液と胆汁の相互逆流が起こりさまざまな病態が惹起される（図1）[2]．先天性胆道拡張症とは，総胆管を含む肝外胆管が限局性に拡張する先天性の形成異常で，膵・胆管合流異常を合併するものをいう．さらに拡張が肝内胆管に及ぶ例もある（図2）[3]．

　疫学的には，先天性胆道拡張症は男性に比して女性が約3倍と有意に多く，とくに20歳台までの若年女性に多い[4,5]．本邦では約1,000人に1人に認める一方で[6]，欧米では出生200万人に1人から5万～15万人に1人程度と報告されており[7〜9]，欧米に比して東洋人に多い疾患である．

　膵・胆管合流異常の明確な発生機序は解明されていないが，胎生早期における胆管下部と腹側膵の導管系の形成異常が原因であるとする説が有力とされる[10〜12]．先天性胆道拡張症の成因は，上部胆管

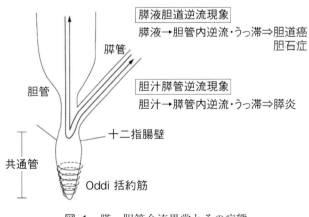

図1　膵・胆管合流異常とその病態
（文献2より引用）

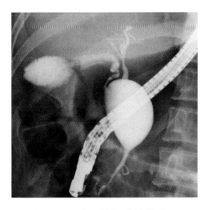

図2　先天性胆道拡張症

と下部胆管の胆管上皮の細胞増殖の差異による上部胆管の拡張や，膵・胆管合流異常で逆流した膵液による胆管炎に伴う胆管壁の脆弱化と拡張や，末梢胆道狭窄による胆道内圧の上昇に伴う胆管拡張などが提唱されている[13〜15]が，拡張機序としては逆流ではなく狭窄の影響が大きいとする説のほうが有力視されている。

　膵・胆管合流異常の主たる病態は膵液と胆汁の逆流現象に起因する。通常，膵管内圧が胆管内圧より高く膵液の胆管への逆流が生じ，慢性炎症に伴う hyperplasia-dysplasia-carcinoma sequence を介した胆道癌発癌が臨床的に問題となる[5,16]。小児例においては，膵液中の lithostathine が胆道に逆流することで生じる蛋白栓 protein plug により，腹痛を伴う高アミラーゼ血症が生じやすい[17]。

引用文献

1) Kamisawa T, Ando H, Hamada Y, et al. Diagnostic criteria for pancreaticobiliary maljunction 2013. J Hepatobiliary Pancreat Sci 2014；21：159-161.(EO)
2) 神澤輝美，来間佐和子，千葉和朗．先天性胆道拡張症と膵・胆管合流異常．日消誌 2016；113：1991-1997.（EO）
3) Hamada Y, Ando H, Kamisawa T, et al. Diagnostic criteria for congenital biliary dilatation 2015. J Hepatobiliary Pancreat Sci 2016；23：342-346.(EO)
4) 日本膵・胆管合流異常研究会．膵・胆管合流異常症例登録．船曳孝彦 編：膵・胆管合流異常 その Consensus と Controversy．東京：医学図書出版，1997；409-425．（CCS）
5) Morine Y, Shimada M, Takamatsu H, et al. Clinical features of pancreaticobiliary maljunction：update analysis of 2nd Japan-nationwide survey. J Hepatobiliary Pancreat Sci 2013；20：472-480.(CCS)
6) Miyano T, Yamataka A. Choledochal cysts. Curr Opin Pediatr 1997；9：283-288.(CCS)
7) Olbourne NA. Choledochal cysts：a review of the cystic anomalies of the biliary tree. Ann R Coll Surg 1975；56：26-32.(CCS)
8) Howell CG, Templeton JM, Weiner S, et al. Antenatal diagnosis and early surgery for choledochal cyst. J Pediatr Surg 1983；18：387-393.(CR)
9) Lenriot JP, Gigot JF, Ségol P, et al. Bile duct cysts in adults：a multi-institutional retrospective study. French Association for Surgical Research. Ann Surg 1998；228：159-166.(CS)
10) 大井 至．腹側膵の発生と膵・胆管合流異常．胆と膵 1996；17：723-729．（EO）
11) Ando I, Kaneko K, Ito F, et al. Embryogenesis of pancreaticobiliary maljunction inferred from development of duodenal atresia. J Hepatobiliary Pancreat Surg 1999；6：50-54.(EO)
12) 松本由朗，藤井秀樹，板倉 淳，ほか．膵・胆管合流異常の発生とその基盤—腹側膵の発生と膵・胆管合流異常—．胆と膵 1996；17：731-739．（EO）
13) 四ツ柳正造．特発性総輸胆管嚢腫の病因ならびに成因論知見補遺及び該疾患の3例—元始総輸胆管の生理的上皮性閉塞の時期に於ける上皮細胞増殖の不平等の想定に基く新成因論—．癌 1936；30：601-652．（EO）
14) Babbitt DP. Congenital choledochal cysts：new etiological concept based on anomalous relationships of the common bile duct and pancreatic bulb. Ann Radiol（Paris）1969；12：231-240.(EO)
15) 安藤久実．先天性胆道拡張症における胆管拡張機序の研究．日外会誌 1983；84：1174-1185．（EO）
16) Tsuchida A, Itoi T. Carcinogenes is and chemoprevention of biliary tract cancer in pancreaticobiliary maljunction. World J Gastrointest Oncol 2010；2：130-135.(CS)
17) Kaneko K, Ando H, Ito T, et al. Protein plugs cause symptoms in patients with choledochal cysts. Am J Gastroenterol 1997；92：1018-1021.(CS)

BQ2　膵・胆管合流異常と高位合流の異同は何か？

● 膵・胆管高位合流とは，共通管の長さが6 mm以上あるが，膵管と胆管の合流部に括約筋作用が及ぶ例である。合流部に括約筋作用が及ぶため膵・胆管合流異常ではないが，膵液と胆汁の相互逆流が起きやすく膵・胆管合流異常と類似した病態となる。

＜解説＞

　膵・胆管合流異常はないが，膵液の胆道逆流をもたらす膵・胆管合流異常と正常との中間群の存在は以前より論じられてきた[1]。この中間群としてKamisawaら[2]により膵・胆管高位合流 high confluence of pancreaticobiliary ductsの概念が提唱された。膵・胆管高位合流とは，合流部に括約筋作用が及ぶため膵・胆管合流異常ではないが，共通管長が6 mm以上と比較的長い共通管のものをさす。6 mmの基準は剖検膵で共通管形成例の共通管長が平均4.4 mmで89％の症例が5 mm以下との報告に基づく[3〜5]。合流異常例と同様に胆囊癌や膵炎の合併が多く，Tチューブ造影で85％に膵管の造影がみられ，胆汁中のアミラーゼ値の上昇がみられるなど膵・胆管合流異常と似た病態をもつ[2]。高位合流の逆流現象は一過性で，常時生じる合流異常と生じない正常との中間と考えられている。同様に，Saiら[6]は正常合流で逆流現象がある症例に胆囊癌が多いことを報告した。Saiらはこれを潜在的膵液胆汁逆流現象 occult pancreatobiliary refluxと名付けた。潜在的膵液胆汁逆流は，膵・胆管高位合流と完全には一致しないが，膵・胆管合流異常がなくても逆流する点で概念的に一致する。さらに，多施設共同前向き試験で，正常合流でも胆汁へのアミラーゼ逆流が存在することがあり，胆囊癌と関連することが証明された[7]。膵液逆流が胆道発癌をもたらす有力な証拠でもある。これら中間群の存在が明らかとなり，その中でも膵・胆管高位合流は明確な定義をもつentityとして確立した（図1）。しかし，膵・胆管高位合流は膵・胆管合流異常と比較して発見時年齢がより高齢で，胆石合併率が高く，共通管の長さが平均8.5 mmと短めで拡張もない，膵液逆流の指標である胆汁中のアミラーゼ値は膵・胆管合流異常例ほど高くないなど，膵・胆管合流異常と異なる特徴もある[2]。そのため治療について膵・胆管合流異常と同じ治療をすべきか，一定の見解はまだない。また，小児の膵・胆管高位合流についても定義はない。

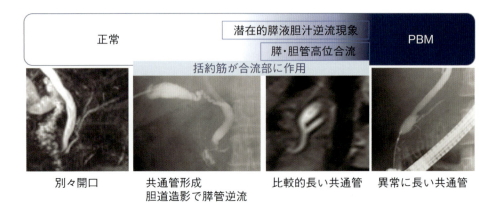

図 1 正常から膵・胆管合流異常（PBM）へのスペクトラム
（日本膵・胆管合流異常研究会アトラス[8]より）

引用文献

1) 古味信彦．膵管胆道合流異常の中間型（亜型）の提唱．外科治療 1986；54：108-109．（CS）
2) Kamisawa T, Amemiya K, Tu Y, et al. Clinical significance of a long common channel. Pancreatology 2002；2：122-128.(OS)
3) Dowdy GS Jr, Waldron GW, Brown WG. Surgical anatomy of the pancreatobiliary ductal system. Observations. Arch Surg 1962；84：229-246.(OS)
4) Sterling JA. The common channel for bile and pancreatic ducts. Surg Gynecol Obstet 1954；98：420-424.(OS)
5) Paulino-Netto A, Paulino F. Pancreatic ductal reflux. Am J Dig Dis 1963；8：666-672.(OS)
6) Sai JK, Suyama M, Kubokawa Y, et al. Occult pancreatobiliary reflux in patients with a normal pancreaticobiliary junction. Gastrointest Endosc 2003；57：364-368.(OS)
7) Horaguchi J, Fujita N, Kamisawa T, et al. Pancreatobiliary reflux in individuals with a normal pancreaticobiliary junction：a prospective multicenter study. J Gastroenterol 2014；49：875-881.(OS)
8) 日本膵・胆管合流異常研究会学術委員会．膵・胆管合流異常/先天性胆道拡張症アトラス．https://www.jspbm.jp/pdf/atlas-20230920.pdf

BQ3 膵・胆管合流異常/先天性胆道拡張症はどのように分類されるか？

- 膵・胆管合流異常は総胆管の拡張の有無による分類と膵管と胆管の合流形式による分類がある。
- 胆管の拡張の有無により胆管拡張型＝先天性胆道拡張症と胆管非拡張型に分類される。
- 合流形式による分類は木村分類，新古味分類，診断基準検討会分類などがある。
- 先天性胆道拡張症は戸谷分類によりⅠa型，Ⅰc型，Ⅳ-A型に分類される。

＜解説＞

　分類はそれにより病態や成因が異なり，さらに治療法ないし手術法が異なる場合に意義がある。形態が異なるだけで本質的に差異のない分類は望ましくない。膵・胆管合流異常は胆管の拡張の有無により胆管拡張型と胆管非拡張型に分類される。胆管拡張型は胆嚢癌と胆管癌がともに多いのに対し，胆管非拡張型は胆嚢癌と比べて胆管癌は明らかに少ない（図1)[1]。異なる病態をもつのでこの分類は重要である。なお，2015年に先天性胆道拡張症は総胆管拡張を含む胆管の限局性拡張と膵・胆管合流異常を合わせもつ形成異常と定義されたので，胆管拡張型は先天性胆道拡張症と同義となった[2]。

　胆管径は小児のみならず，成人でも年齢により増大する。小児期は身体の成長に伴う増大で，成人期では加齢に伴う胆管壁の弾力性の減少による増大と考えられる。日本膵・胆管合流異常研究会の診断基準検討委員会により，超音波検査による年齢別の標準胆管径が小児と成人で示され，その上限値が決められた（表1)[3]。この上限値を超えれば胆管拡張であり，成人で総胆管10 mmの基準によりかつて非拡張とされた多くの症例が拡張と判断された。胆管非拡張型の定義はこの上限値以下の胆管径

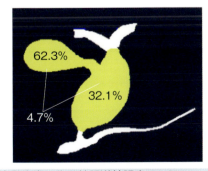
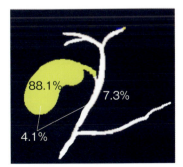
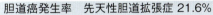

図 1　成人の膵・胆管合流異常における胆道癌の発生率と発生場所
日本膵・胆管合流異常研究会による1990〜2007年の2,561例全国集計データより[1]

表 1 超音波検査による胆管拡張の年齢別参考値（文献3より引用）

年齢	基準値	上限値	拡張の診断
0歳	1.5 mm	3.0 mm	3.1 mm 以上
1歳	1.7 mm	3.2 mm	3.3 mm 以上
2歳	1.9 mm	3.3 mm	3.4 mm 以上
3歳	2.1 mm	3.5 mm	3.6 mm 以上
4歳	2.3 mm	3.7 mm	3.8 mm 以上
5歳	2.4 mm	3.9 mm	4.0 mm 以上
6歳	2.5 mm	4.0 mm	4.1 mm 以上
7歳	2.7 mm	4.2 mm	4.3 mm 以上
8歳	2.9 mm	4.3 mm	4.4 mm 以上
9歳	3.1 mm	4.4 mm	4.5 mm 以上
10歳	3.2 mm	4.5 mm	4.6 mm 以上
11歳	3.3 mm	4.6 mm	4.7 mm 以上
12歳	3.4 mm	4.7 mm	4.8 mm 以上
13歳	3.5 mm	4.8 mm	4.9 mm 以上
14歳	3.6 mm	4.9 mm	5.0 mm 以上
15歳	3.7 mm	5.0 mm	5.1 mm 以上
16歳	3.7 mm	5.1 mm	5.2 mm 以上
17歳	3.7 mm	5.2 mm	5.3 mm 以上
18歳	3.8 mm	5.3 mm	5.4 mm 以上
19歳	3.8 mm	5.4 mm	5.5 mm 以上
20歳代	3.9 mm	5.9 mm	6.0 mm 以上
30歳代	3.9 mm	6.3 mm	6.4 mm 以上
40歳代	4.3 mm	6.7 mm	6.8 mm 以上
50歳代	4.6 mm	7.2 mm	7.3 mm 以上
60歳代	4.9 mm	7.7 mm	7.8 mm 以上
70歳代以上	5.3 mm	8.5 mm	8.6 mm 以上

が必要条件となる。しかし，上限値以下でも先天性胆道拡張症の形態特徴（狭小部の存在，共通管の拡張，胆嚢管起始部の拡張）をもつ症例は多く，小児では蛋白栓による発症など先天性胆道拡張症と同じ病態がみられ，また，狭小部があれば胆汁流出障害により成人で胆管癌発生が増加する可能性もあるため，これらを胆管非拡張型とすべきかどうかは問題が残る（図2）[4]。また，この上限値は超音波検査によるもので，注入圧がかかる直接造影には適用できないし，MRCPなどの画像診断で適用できるかも不明である。

　膵管と胆管の合流形式による膵・胆管合流異常の分類は，木村分類に代表される，見かけ上，胆管が膵管に入る型（胆管合流型，C-P union）と膵管が胆管に入る型（膵管合流型，P-C union）の二つに分ける分類に始まる（図3）[5]。先天性胆道拡張症の嚢胞型は胆管合流型で，紡錘型や胆管非拡張型は膵管合流型の場合が多いが，この2型で病態がはっきりとは違わない。さらに共通管拡張と副膵管

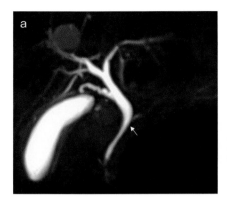 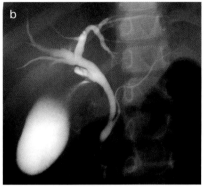

図2 胆管非拡張型膵・胆管合流異常
a：成人例のMRCP。他病で撮影したCTで発見された胆嚢癌症例。全く正常な胆管に膵管が異常に高位で合流（矢印）しているようにみえる。
b：小児例のERCP。腹痛と嘔吐で発症。共通管の拡張と胆嚢管起始部の拡張がみられる。

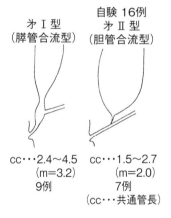 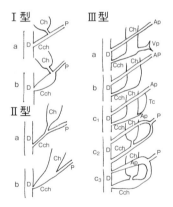

図3 木村の分類（文献5より引用）　　図4 新古味分類（文献6より引用）

の有無を加えた新古味分類が提案されたが（図4）[6]，網羅性はあるものの複雑で利便性が少ない。これに対し，日本膵・胆管合流異常研究会の診断基準検討委員会は狭小部の有無と共通管の拡張に注目した分類を提案した（図5，6）[7]。狭小部の有無で術式が異なり，共通管の拡張の有無で病態が異なる。狭小部があれば狭小部まで露出して切除すればよいし，狭小部がない場合は膵内胆管を完全に切除するため，造影や内視鏡などの工夫が必要となる。共通管が拡張する症例は有意に腹痛，高アミラーゼ血症，蛋白栓・胆石の合併が多い[7]。本分類は小児の病態の違いをよく反映するが，成人の病態，とくに胆道癌の発生については副膵管の形態や開存のほうが重要と報告されている[8]。

従来から用いられる戸谷分類は先天的に胆道の拡張があるさまざまな疾患を網羅的に含む[9]。よっ

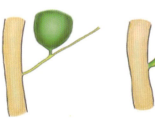 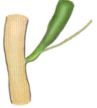 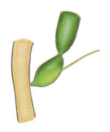 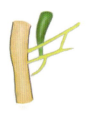

Type A　狭窄型　　Type B　非狭窄型　　Type C　共通管拡張型　　Type D　複雑型
Stenotic type　　　Non-stenotic type　　Dilated channel type　　Complex type

図 5　日本膵・胆管合流異常研究会診断基準検討委員会による分類
　副膵管（Santorini 管）の有無は本分類に関与しない。Type D 複雑型は輪状膵や pancreas divisum などで前者三つに入れられない例外に適用する型である。

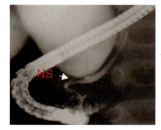 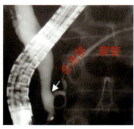 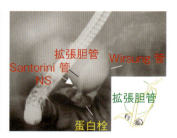

Type A　　　　　　　Type B　　　　　　　Type C
Stenotic type　　　　Non-stenotic type　　Dilated channel type

図 6　日本膵・胆管合流異常研究会診断基準検討委員会による分類の代表例
NS, narrow segment 狭小部

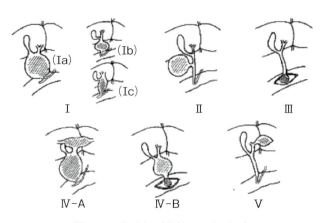

図 7　戸谷分類（文献 9 より引用）

て，2015 年の定義により，戸谷分類のうち I a, I c, Ⅳ-A 型のみが先天性胆道拡張症となった（図 7）[2]。胆管拡張が総肝管より上流に及ぶのがⅣ-A 型で，総肝管までに拡張がとどまる I 型のうち囊胞

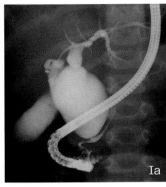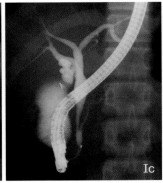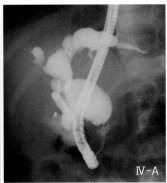

図 8　戸谷分類の代表例

状拡張が I a 型，紡錘状拡張が I c 型である（図 8）。Ⅳ-A 型は胆管切除だけでは病変胆管を全切除できないため，術後に肝内結石が発生しやすい特徴がある。しかし，紡錘状の肝外胆管拡張が肝内まで連続するような症例では胆管切除すると肝内胆管拡張が消失するため，このような症例も Ⅳ-A 型とすべきかなどの問題は残り，Ⅳ-A 型の明確な定義は未定である。I a と I c の違いも主観的であり境界は不明瞭である。

　膵・胆管合流異常は診断において括約筋作用外での合流と明瞭な境界だが，その分類は病態を反映するものの，分類の定義にはいまだ曖昧な点が残っている。

引用文献

1) Morine Y, Shimada M, Takamatsu H, et al. Clinical features of pancreaticobiliary maljunction：update analysis of 2nd Japan-nationwide survey. J Hepatobiliary Pancreat Sci 2013；20：472-480.(OS)
2) 濱田吉則，安藤久實，神澤輝実，ほか．先天性胆道拡張症の診断基準 2015．胆道 2015；29：870-873.（EO）
3) 濱田吉則，濱田　洋，高橋良彰，ほか．胆管径からみた胆管拡張の定義．胆と膵 2014；35：943-945.（EO）
4) Ono Y, Kaneko K, Tainaka T, et al. Pancreaticobiliary maljunction without bile duct dilatation in children：distinction from choledochal cyst. J Pediatr Gastroenterol Nutr 2008；46：555-560.(OS)
5) 木村邦夫．成人における先天性総胆管拡張症 28 例の検討（胆管像および胆管・膵管合流様式と病態について）．日消誌 1976；73：401-414.（OS）
6) 古味信彦．先天性胆道拡張症に伴う膵管胆道合流異常 50 例の分類，いわゆる古味分類補遺．膵臓 1991；6：28-38.（OS）
7) Urushihara N, Hamada Y, Kamisawa T, et al. Classification of pancreaticobiliary maljunction and clinical features in children. J Hepatobiliary Pancreat Sci 2017；24：449-455.(OS)
8) Yoshimoto K, Kamisawa T, Kikuyama M, et al. Classification of pancreaticobiliary maljunction and its clinical features in adults. J Hepatobiliary Pancreat Sci 2019；26：541-547.(OS)
9) 戸谷拓二．先天性胆道拡張症の定義と分類．胆と膵 1995；16：715-717.（EO）

BQ4　膵・胆管合流異常に伴う胆道の病理学的変化は？

● 膵液の胆道内への逆流（膵液胆道逆流現象）により，胆道粘膜に持続する炎症と再生が生じ，過形成，異形成から発癌しうる。

＜解説＞

　膵・胆管合流異常では，膵液の胆道内への逆流（膵液胆道逆流現象）が起こるため，胆道粘膜には刺激と炎症が惹起され，びらんが生じ，粘膜上皮の再生が起こる[1,2]。持続する炎症と再生は，細胞周期の回転亢進に続く異形成を惹起し，さらに発癌にまで及ぶ[1,2]。先天性胆道拡張症の拡張胆管壁は，膠原線維の増加と壁肥厚，炎症性細胞浸潤，胆管粘液腺の偽幽門腺化生などがみられ，上皮には異形成や癌がみられることがある（図1）。また胆嚢では逆流した膵液を胆汁と一緒に濃縮するため，びまん性粘膜過形成が高頻度にみられ，癌を発生する（図2）[2,3]。

　一般的な胆道発癌メカニズムは，adenomaを介する多段階発癌（adenoma-carcinoma sequence）とadenomaを介さず癌化するde novo発癌が考えられているが[4,5]，膵・胆管合流異常ではhyperplasiaを主体とする粘膜上皮の変化やDNAの突然変異などを介して発癌するというhyperplasia-dysplasia-carcinoma sequenceの説が有力である[6,7]。その発癌メカニズムにおける胆道粘膜上皮の遺伝子異常として，癌遺伝子であるK-rasと癌抑制遺伝子である$p53$などが主として検討されている。

　まず，膵・胆管合流異常合併早期胆嚢癌の癌部では，K-ras遺伝子変異を50％に認め，通常の早期胆嚢癌の変異率6％と比較して高率であるとの報告がある[8]。また，進行癌も含めた膵・胆管合流異常合併胆嚢癌の癌部におけるK-ras遺伝子変異は33～83％で[7]，通常の胆嚢癌のK-ras遺伝子変異は38～55％であると報告されている[9]。さらに非癌部においてもK-ras遺伝子変異が癌部同様に認められるとも報告されている[10,11]。胆管癌においては，膵・胆管合流異常合併例では胆管拡張の有無にかかわらず，癌部60～100％，非癌部40％のK-ras遺伝子異常を認めると報告されている[12,13]。したがって，膵・胆管合流異常合併例では，発癌過程初期からK-ras遺伝子変異が関与していることが推察されている[14]。

　$p53$遺伝子については，膵・胆管合流異常合併胆嚢癌の癌部で，p53蛋白過剰発現や遺伝子変異を60％以上に認めるが，非癌部では遺伝子変異を認めなかったという報告や[8,10]，癌部では80％，非癌部でも28％にp53過剰発現を認めたとの報告[15]もある。したがって，膵・胆管合流異常における$p53$遺伝子の発癌への関与や時期については一定の見解が得られていないが，非癌部での遺伝子変異がK-ras遺伝子と比較して低頻度であることから，発癌過程のより後期において関与することが推察されている。

　MUC（mucin core protein）1は膵・胆管合流異常合併胆嚢癌では，癌部のみならず非癌部においても発現を示すことから発癌への関与が示唆されているが[16]，一定の見解は得られていない。また

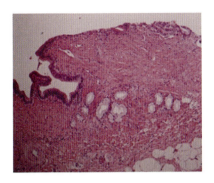

図1 先天性胆道拡張症の拡張胆管壁
膠原線維の増加と壁肥厚，炎症性細胞浸潤，胆管粘液腺の偽幽門腺化生がみられ，上皮には異形成がみられる。

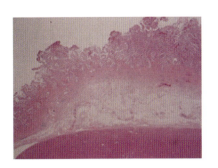

図2 先天性胆道拡張症の胆嚢
胆嚢上皮には，過形成を背景とした腺癌の乳頭状増生をみる（図1と同一症例）。

Cyclooxygenase（COX）-2も，膵・胆管合流異常の胆嚢粘膜過形成，異型性上皮，癌部に高率に認め[17～19]，小児の膵・胆管合流異常においても胆嚢粘膜過形成部にCOX-2の高発現がみられることから[20]，胆道発癌メカニズムへの関与が指摘されている。さらに膵・胆管合流異常のハムスターモデルにおけるCOX-2阻害剤による異型上皮やcarcinoma in situの発生抑制は，COX-2が細胞増殖能に深く関与していることを示している[21]。さらに，Telomerase（テロメラーゼ）と癌遺伝子である*Bcl-2*に関しては，膵・胆管合流異常を伴わない胆嚢癌症例における非癌部の胆嚢粘膜にはテロメラーゼ活性と*Bcl-2*発現がみられないものの，膵・胆管合流異常では，肉眼的正常粘膜において，テロメラーゼ活性と*Bcl-2*発現が認められることから，膵・胆管合流異常を伴う胆嚢粘膜の発癌生初期段階での役割が示唆されている[22]。

以上のごとく，膵・胆管合流異常における胆道の病理学的変化は，持続する炎症と再生に伴う過形成から異形成が生じ，発癌すると考えられ，胆道発癌経路としてhyperplasia-dysplasia-carcinoma sequenceが考えられている。

引用文献

1) Noda Y, Fujita N, Kobayashi G, et al. Histological study of gallbladder and bile duct epithelia in patients with anomalous arrangement of the pancreaticobiliary ductal system：comparison between those with and without a dilated common bile duct. J Gastroenterol 2007；42：211-218.(CS)
2) Fujii H, Yang Y, Tang R, et al. Epithelial cell proliferation activity of the biliary ductal system with congenital biliary malformations. J Hepatobiliary Pancreat Surg 1999；6：294-302.(CS)
3) Kamisawa T, Takuma K, Anjiki H, et al. Pancreaticobiliary maljunction. Clin Gastroenterol Hepatol 2009；7：S84-S88.(EO)
4) Kozuka S, Tsubone N, Yasui A, et al. Relation of adenoma to carcinoma in the gallbladder. Cancer 1982；

50：2226-2234.(CS)
5) Watanabe H, Date K, Itoi T, et al. Histological and genetic changes in malignant transformation of gallbladder adenoma. Ann Oncol 1999；10 Suppl 4：136-139.(CS)
6) Shimada K, Yanagisawa J, Nakayama F. Increased lysophosphatidylcholine and pancreatic enzyme content in bile of patients with anomalous pancreaticobiliary ductal junction. Hepatology 1991；13：438-444.(CS)
7) Tsuchida A, Itoi T. Carcinogenesis and chemoprevention of biliary tract cancer in pancreaticobiliary maljunction. World J Gastrointest Oncol 2010；2：130-135.(EO)
8) Hanada K, Itoh M, Fujii K, et al. K-ras and p53 mutations in stage I gallbladder carcinoma with an anomalous junction of the pancreatitobiliary duct. Cancer 1996；77：452-458.(CS)
9) Singh MK, Chetri K, Pandey UB, et al. Mutational spectrum of K-ras oncogene among Indian patients with gallbladder cancer. J Gastroenterol Hepatol 2004；19：916-921.(CS)
10) Tomono H, Nimura Y, Aono K, et al. Point mutations of the c-Ki-ras gene in carcinoma and atypical epithelium associated with congenital biliary dilatation. Am J Gastroenterol 1996；91：1211-1214.(CR)
11) Matsubara T, Sakurai Y, Sasayama Y, et al. K-ras point mutations in cancerous and noncancerous biliary epithelium in patients with pancreaticobiliary maljunction. Cancer 1996；77：1752-1757.(CS)
12) Motojima K, Tsunoda T, Kanematsu T, et al. Distinguishing pancreatic carcinoma from other periampullary carcinomas by analysis of mutations in the Kirsten-ras oncogene. Ann Surg 1991；214：657-662. (CS)
13) Watanabe M, Asaka M, Tanaka J, et al. Point mutation of K-ras gene codon 12 in biliary tract tumors. Gastroenterology 1994；107：1147-1153.(CS)
14) Funabiki T, Matsubara T, Miyakawa S, et al. Pancreaticobiliary maljunction and carcinogenesis to biliary and pancreatic malignancy. Langenbecks Arch Surg 2009；394：159-169.(EO)
15) Matsubara T, Funabiki T, Jinno O, et al. p53 gene mutations and overexpression of p53 product in cancerous and noncancerous biliary epithelium in patients with pancreaticobiliary maljunction. J Hepatobiliary Pancreat Surg 1999；6：286-293.(CS)
16) Yamato T, Kurumaya H, Ohama K, et al. Frequent expression of mucin core protein MUC1 in non-neoplastic gallbladder mucosa from patients with pancreaticobiliary maljunction. Liver 1999；19：281-287. (CS)
17) Aoki T, Tsuchida A, Kasuya K, et al. Carcinogenesis in pancreaticobiliaty maljunction. Koyanagi Y, Aoki T（Eds.）：Pancreaticobiliary Maljunction. Tokyo：Igaku Tosho, 2002；295-302.(EO)
18) Tsuchida A, Nagakawa Y, Kasuya K, et al. Immunohistochemical analysis of cyclooxygenase-2 and vascular endothelial growth factor in pancreaticobiliary maljunction. Oncol Rep 2003；10：339-343.(CS)
19) 土田明彦, 田辺好英, 高橋総司, ほか. 膵・胆管合流異常における COX-2, VEGF 発現. 小児外科 2004；36：530-535. （EO）
20) Fumino S, Tokiwa K, Ono S, et al. Cyclooxygenase-2 expression in the gallbladder of patients with anomalous arrangement of the pancreaticobiliary duct. J Pediatr Surg 2003；38：585-589.(CS)
21) Tsuchida A, ltoi T, Kasuya K, et al. Inhibitory effect of meloxicam, a cyclooxygenase-2 inhibitor, on N-nitrosobis (2-oxopropyl) amine induced biliary carcinogenesis in Syrian hamsters. Carcinogenesis 2005；26：1922-1928.(Animal study)
22) Ichikawa Y, Kamiyama M, Sekido H, et al. Telomerase activity and Bcl-2 expression in gallbladders of pancreaticobiliary maljunction patients：a preliminary study. J Hepatobiliary Pancreat Surg 2004；11：34-39.(CS)

II. 診断

Ⅱ．診断

BQ5　膵・胆管合流異常/先天性胆道拡張症を疑う臨床症状は？

● 成人では，腹痛，嘔吐，黄疸，白色便などの臨床症状を認める場合，膵・胆管合流異常/先天性胆道拡張症を念頭におく必要がある。
● 小児では，黄疸や繰り返す腹痛や嘔吐に高アミラーゼ血症を伴う場合，膵・胆管合流異常/先天性胆道拡張症を疑う。

＜解説＞

　日本膵・胆管合流異常研究会は，1990～1999年までの10年間で集積した全国登録症例1,627例のうち，先天性胆道拡張症1,239例，胆管非拡張型膵・胆管合流異常388例の臨床症状を解析している[1]。臨床症状は，先天性胆道拡張症では全体として86.1％にみられ，主なものは腹痛78％，嘔吐36％，黄疸22％，白色便11％，腰痛9％，腹部腫瘤9％が認められている。一方，胆管非拡張型膵・胆管合流異常では全体として77.6％に症状があり，腹痛79％，黄疸18％，腰痛18％，嘔吐15％であった[1]。1990～2007年までの2,561例を対象とした第2回全国登録症例報告では，胆管拡張の有無にかかわらず，成人より小児の有症状率が高く，小児では腹痛がもっとも高頻度で，嘔吐，黄疸の順に頻度が高く，成人では腹痛がもっとも高頻度で，黄疸，背部痛が同程度の頻度であったと報告している[2]。

　成人の臨床症状は胆石や胆道癌などの合併病変によるものが多い。胆道癌合併が，先天性胆道拡張症21.3％，非拡張型膵・胆管合流異常42.3％に認められることから[2]，それらによる臨床症状も含まれる。また，胆石の合併も多いことから，MRCPなどの精査においては，膵・胆管合流異常の合併にも留意する。

　小児における臨床症状の詳細に関して，先天性胆道拡張症では，腹痛を示したものが69.8％ともっとも多く，ついで嘔吐52.4％，嘔気34.7％，黄疸28.9％，灰白色便16.4％，腫瘤触知12.9％がつづく[3]。胆管非拡張型膵・胆管合流異常でも，同様の傾向を示すものの，腹痛，嘔吐が，先天性胆道拡張症より高頻度となっている。また小児の臨床症状は一過性で，繰り返すという特徴があり，原因として蛋白栓説（protein plug theory）が提唱されている。Kanekoら[4]は，小児先天性胆道拡張症では，高頻度（55例中22例：40％）に蛋白栓が発生し，狭小部や共通管の閉塞による胆管膵管内圧の上昇が，臨床症状の要因としている。蛋白栓による狭小部や共通管の閉塞症状として腹痛，嘔吐を引き起こすとともに，胆管内圧上昇による肝障害や，cholangio-venous refluxによる高アミラーゼ血症，さらに胆管閉塞による黄疸が，本疾患を疑う臨床症状と考えられる。また1歳以上の小児では腹痛が83.7％であるが，1歳未満では腹痛が20％と少なく，黄疸40％，灰白色便20％と報告されている[5]。

引用文献

1) Tashiro S, Imaizumi T, Ohkawa H, et al. Pancreaticobiliary maljunction: retrospective and nationwide survey in Japan. J Hepatobiliary Pancreat Surg 2003; 10: 345-351.(CS)
2) Morine Y, Shimada M, Takamatsu H, et al. Clinical features of pancreaticobiliary maljunction: update analysis of 2nd Japan-nationwide survey. J Hepatobiliary Pancreat Sci 2013; 20: 472-480.(CS)
3) 高松英夫, 新井田達雄, 遠藤 格, ほか. 膵・胆管合流異常の全国集計―小児の特徴. 小児外科 2013; 45: 609-613. (CS)
4) Kaneko K, Ando H, Ito T, et al. Protein plugs cause symptoms in patients with choledochal cysts. Am J Gastroenterol 1997; 92: 1018-1021.(CS)
5) 高松英夫, 矢野常広, 野口啓幸, ほか. 胆道拡張症とその病態. 船曳孝彦 編: 膵・胆管合流異常 その Consensus と Controversy. 東京: 医学図書出版, 1997; 96-100. (CS)

BQ6　膵・胆管合流異常/先天性胆道拡張症を疑う腹部US所見は？

● USでは総胆管の拡張像と胆囊壁の肥厚像が特徴である。

<解説>

　先天性胆道拡張症の診断においてUSは簡便で非侵襲的な画像診断であり，スクリーニング法として重要かつ有用である[1~4]。臨床的に黄疸を認めない症例においてUSを施行した際，著しい総胆管拡張の所見を認めた場合は，先天性胆道拡張症が疑われるので，MRCP，EUSやERCPなどを用いて膵・胆管合流異常の有無を検索する必要がある（図1）[1~4]。先天性胆道拡張症における胆管拡張は，胆管結石や悪性腫瘍などによる胆管閉塞に伴う胆管拡張に比べて，拡張胆管が限局して急激に正常径の胆管に移行する点が特徴である[2]。

　先天性胆道拡張症では，合併する膵・胆管合流異常の影響で，胆囊壁の肥厚を認めることが多い。膵・胆管合流異常では混和した膵液と胆汁が胆囊に貯留されるため，胆囊壁の炎症と緩解が繰り返される結果，細胞増殖活性の亢進を伴って過形成から異形成を経て胆囊癌に至る発癌機序が推測されている[5,6]。病理組織標本の検討では，過形成は乳頭状の形態をとることが多く，粘膜の高さは1mm程度におよぶ場合があり[6]，同部位はUSで胆囊壁内側の低エコー層の肥厚として認識されることが多い（図2）[7~9]。USでは，膵・胆管合流異常が描出できる例は少ないが，胆管拡張所見や胆囊壁肥厚所見などの所見から，先天性胆道拡張症を拾い上げることができる。

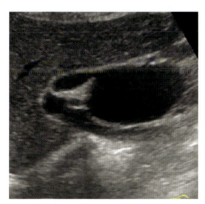

図1　先天性胆道拡張症の腹部US所見
総胆管の著しい拡張を認める。

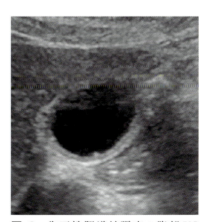

図2　先天性胆道拡張症の腹部US所見
胆囊壁内層が肥厚している（図1と同一症例）。

引用文献

1) Sato M, Ishida H, Konno K, et al. Choledochal cyst due to anomalous pancreatobiliary junction in the adult：sonographic findings. Abdom Imaging 2001；26：395-400.(CS)
2) 篠原　剛，安藤久實．膵・胆管合流異常　診断，小児．臨消内科 2002；17：1435-1443．（EO）
3) 朝倉　徹，山極哲也，下瀬川徹．膵・胆管合流異常の拾い上げ診断，超音波検診例の検討を中心に．消画像 2003；5：197-203．（OS）
4) 松森友昭，真口宏介，高橋邦幸，ほか．体外式および超音波内視鏡検査の役割．小児外科 2013；45：643-646．（EO）
5) Hanada K, Itoh M, Fujii K, et al. Pathology and cellular kinetics of gallbladder with an anomalous junction of the pancreaticobiliary duct. Am J Gastroenterol 1996；91：1007-1011.(CCS)
6) Yamamoto M, Nakajo S, Tahara E, et al. Mucosal changes of the gallbladder in anomalous union with the pancreatico-biliary duct system. Pathol Res Pract 1991；187：241-246.(CCS)
7) Sugai M, Ishido K, Endoh M, et al. Sonographic demonstration of wall thickness of the gallbladder in pediatric patients with pancreatico-biliary maljunction. J Hepatobiliary Pancreat Sci 2010；17：345-348.(CS)
8) 柳川伸幸，丹野誠志，中野靖弘，ほか．胆嚢壁内側低エコー層肥厚と胆嚢腺筋腫症に着目した腹部超音波検査による膵胆管合流異常の早期発見．旭川厚生病医誌 2007；17：33-38．（CCS）
9) 中村雄太，乾　和郎，芳野純治，ほか．胆管拡張を伴わない膵・胆管合流異常の診断上の問題点．胆と膵 2001；22：483-488．（CS）

BQ7　先天性胆道拡張症の出生前診断は可能か？

● 出生前診断される症例は増えているが，囊胞型胆道閉鎖症（Ⅰcyst型，Ⅲd型）との鑑別が必要である。

<解説>
　出生前診断される先天性胆道拡張症はⅠa型がほとんどのため，胎児超音波検査で肝下面の囊胞性病変[1]として描出される。現在，出生前診断される症例は増加傾向にある[1〜3]。在胎20週頃から胎児超音波検査での描出が可能となり[4]，早ければ在胎15週で見つけられる[2]。

　確定診断のために胎児超音波検査で確認すべき点は，①囊胞の肝内胆管への連続性[1]，②在胎週数に伴う胆管径の増大[5,6]，③胆囊の描出[6,7]である。

　鑑別診断に，十二指腸閉鎖，腎囊胞，卵巣囊腫，肝囊胞，リンパ管奇形などがあげられるが，とくに囊胞型胆道閉鎖症（Ⅰcyst型，Ⅲd型）が問題となる（図1）。胎児期の超音波検査で先天性胆道拡張症と囊胞型胆道閉鎖症（Ⅰcyst型，Ⅲd型）を鑑別することは困難[8,9]とされる。そのため，出生前診断が先天性胆道拡張症であっても，術中にはじめて胆道閉鎖症と診断される症例もある[10]。在胎週数（とくに35週以降）に伴う胆管径の増大は，胆管径が増大しない胆道閉鎖症[6,11,12]との鑑別点として重要である。

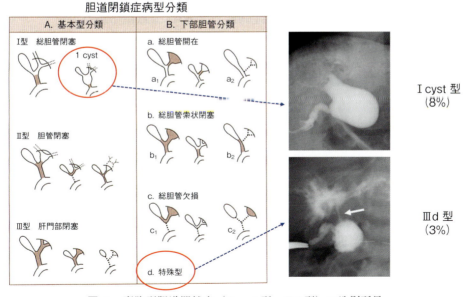

図1　囊胞型胆道閉鎖症（Ⅰcyst型，Ⅲd型）の造影所見

出生前の MRI[13] や 3D 超音波検査[14] は補助診断として有用とされる。MRI では，拡張胆管の頭尾側方向が先細りに描出されることが診断に役立つ[13]。出生前診断例は，他の年代と比べ肝内胆管拡張症例が少ないことも特徴[1]の一つである。

引用文献

1) 川島章子，漆原直人，福本弘二，ほか．胎児診断された先天性胆道拡張症 7 例の治療経験―臨床的特徴と早期一期的根治手術―．日小外会誌 2009；45：699-705．（CS）
2) Lugo-Vicente HL. Prenatally diagnosed choledochal cysts：observation or early surgery? J Pediatr Surg 1995；30：1288-1290.(CS)
3) Redkar R, Davenport M, Howard ER. Antenatal diagnosis of congenital anomalies of the biliary tract. J Pediatr Surg 1998；33：700-704.(CS)
4) Schroeder D, Smith L, Prain HC. Antenatal diagnosis of choledochal cyst at 15 weeks' gestation：etiologic implications and management. J Pediatr Surg 1989；24：936-938.(CR)
5) Masumoto K, Kai H, Oka Y, et al. A case of cystic biliary atresia with an antenatally detected cyst：the possibility of changing from a correctable type with a cystic lesion（I cyst）to an uncorrectable one（Ⅲd）. Pediatr Surg Int 2011；27：99-102.(CR)
6) Tanaka H, Sasaki H, Wada M, et al. Postnatal management of prenatally diagnosed biliary cystic malformation. J Pediatr Surg 2015；50：507-510.(CS)
7) Rozel C, Garel L, Rypens F, et al. Imaging of biliary disorders in children. Pediatr Radiol 2011；41：208-220.(EO)
8) 漆原直人，川島章子．先天性胆道拡張症の出生前診断ならびにその治療方針．胆と膵 2008；29：889-893.（CS）
9) Hasegawa T, Sasaki T, Kimura T, et al. Prenatal ultrasonographic appearance of type Ⅲd（uncorrectable type with cystic dilatation）biliary atresia. Pediatr Surg Int 2002；18：425-428.(CS)
10) 漆原直人，谷　守通，福本弘二，ほか．先天性胆道拡張症．肝胆膵 2007；55：305-311．（EO）
11) Tanaka N, Ueno T, Takama Y, et al. Diagnosis and management of biliary cystic malformations in neonates. J Pediatr Surg 2010；45：2119-2123.(CS)
12) Hattori K, Hamada Y, Sato M. Cyst size in fetuses with biliary cystic malformation：an exploration of the etiology of congenital biliary dilatation. Pediatr Gastroenterol Hepatol Nutr 2020；23：531-538.（CS）
13) Wong AMC, Cheung YC, Liu YH, et al. Prenatal diagnosis of choledochal cyst using magnetic resonance imaging：a case report. World J Gastroenterol 2005；28：5082-5083.(CS)
14) Lee IH, Kim GJ. Fetal choledocal cyst diagnosed at 22 weeks of gestation by three-dimensional ultrasonography：a case report. J Korean Med Sci 2008；23：909-911.(CR)

CQ1 膵・胆管合流異常/先天性胆道拡張症の診断において MRCP 検査は推奨されるか？

● 膵・胆管合流異常/先天性胆道拡張症の診断において，MRCP の高い診断能，低侵襲性を考慮すると MRCP 検査を行うことを推奨する。
（推奨の強さ：強い，エビデンスの確実性（強さ）：B（中））

<解説>

　膵・胆管合流異常/先天性胆道拡張症の診断において，直接造影である ERCP 検査が信頼性の高い検査として行われていた。一方，近年，非侵襲性検査である MRCP 検査が普及し，その精度も向上している。そこで，膵・胆管合流異常/先天性胆道拡張症の診断における MRCP 検査の有用性を検討した。

これまでの報告とエビデンス

　先天性胆道拡張症における拡張胆管およびその形態の MRCP による描出率は 96～100％[1]と報告されている。MRCP は，拡張胆管によって十分造影剤が行き渡らないことがある ERCP より肝内・外胆管の拡張像を含めた胆道系全体の描出が可能である。
　膵・胆管合流異常に関しては，"膵管と胆管が異常に長い共通管をもって合流するか，異常な形で合流する"ことが ERCP や MRCP における診断基準であり，MRCP による膵・胆管合流異常の描出率は，成人で 75～100％[2-6]と ERCP とほぼ同等とされているのに対し，小児で 38～100％[3,5,7-10]と，やや劣ることが報告されている。小児における ERCP と MRCP の描出率を比較した検討[7]では，肝内外胆管の描出には差がないものの主膵管や膵胆管合流部の描出において MRCP は有意に劣り，膵胆管合流部が描出し得ない症例は，共通管長が 10 mm 未満の症例や共通管内に蛋白栓を認めた症例であった，としている。また，膵・胆管合流異常を描出し得た最低年齢は ERCP で 4ヵ月，MRCP で 2歳 3ヵ月であった[7]。一方，小児の膵・胆管合流異常の MRCP による描出率の低さは術中の胆道造影を組み合わせることで ERCP 検査を上回ることが可能であるとする報告[10]もある。
　一方，膵・胆管合流異常の病態は，Oddi 筋が膵胆管合流部に及ばないことであるが，とくに共通管長が 9 mm 以下の場合は，ERCP など直接胆道造影で膵胆管高位合流との鑑別が必要になる，とする報告[11]がみられる。

益と害のバランス

　ERCP 検査の侵襲性，膵炎をはじめとした重篤な合併症発生率とくらべ，MRCP 検査は非侵襲的であり，被曝もなく，合併症も少ない。MRCP の害としては共通管長が短い場合，膵胆管高位合流との

鑑別が困難であることが考えられるが，共通管長が十分長い場合，膵・胆管合流異常/先天性胆道拡張症の診断能に，とくに成人では劣性はみられず，害が益を上回ることはない，と考えられる。小児においても，膵・胆管合流異常の診断能についてERCPよりもやや劣るが，MRCPは，鎮静は要するが全身麻酔までは要しないことを考慮すると，診断そのものが困難な乳幼児以外では害が益を上回ることはない，と考えられる。

患者の価値観・希望

患者は正確かつ侵襲性の低い検査を望んでいると考えられる。MRCP検査によってERCP検査が必要になる場合も考えられるが，MRCP検査の診断能，侵襲性を考慮するとMRCP検査を行うことには同意を得られると考えられる。

コスト評価と臨床適用性

ERCP検査とMRCP検査の正確なコスト評価はされていないが，ERCP検査に加えてMRCP検査を行うのであればコストは増加するものの，ERCPを省略できるならば，必ずしも増加にはつながらない，と考えられる。日本では人口あたりのMRI保有率が他国と比べて高いので臨床での適用性も保たれている。

委員会投票結果

行うことを強く推奨する	行うことを弱く推奨する	行わないことを弱く推奨する	行わないことを強く推奨する
93%（14名中13名）	0%（14名中0名）	0%（14名中0名）	0%（14名中0名）

棄権者：1名

引用文献

1) Sacher VY, Davis JS, Sleeman D, et al. Role of magnetic resonance cholangiopancretography in diagnosing choledochal cysts：case series and review. World J Radiol 2013；5：304-312.(SR)
2) Sugiyama M, Atomi Y. Anomalous pancreaticobiliary junction without congenital choledochal cyst. Br J Surg 1998；85：911-916.(CS)
3) Irie H, Honda H, Jimi M, et al. Value of MR cholangiopancreatography in evaluating choledochal cysts. AJR Am J Roentgenol 1998；171：1381-1385.(CS)
4) Sugiyama M, Baba M, Atomi Y, et al. Diagnosis of anomalous pancreaticobiliary junction：value of magnetic resonance cholangiopancreatography. Surgery 1998；123：391-397.(CS)
5) Matos C, Nicaise N, Deviére J, et al. Choledochal cysts：comparison of findings at MR cholangiopancreatography and endoscopic retrograde cholangiopancreatography in eight patients. Radiology 1998；209：443-448.(CS)
6) Kamisawa T, Tu Y, Egawa N, et al. MRCP of congenital pancreaticobiliary malformation. Abdom Imag-

ing 2007；32：129-133.(CS)
7) Kim MJ, Han SJ, Yoon CS, et al. Using MR cholangiopancreatography to reveal anomalous pancreaticobiliary ductal union in infants and children with choledochal cysts. AJR Am J Roentgenol 2002；179：209-214.(CS)
8) Hiramatsu T, Itoh A, Kawashima H, et al. Usefullness and safety of endoscopic retrograde cholangiopancreatography in children with pancreaticobiliary maljunction. J Pediatr Surg 2015；50：377-381.(CS)
9) Huang SG, Guo WL, Wang J, et al. Factors interfering with delineation on MRCP of pancreatobiliary maljunction in pediatric patients. PLoS One 2016；11：e0154178.(OS)
10) Saito T, Terui K, Mitsunaga T, et al. Significance of imaging modalities for preoperative evaluation of the pancreatobiliary system in surgery for pediatric choledochal cyst. J Hepatobiliary Pancreat Sci 2016；23：347-352.(OS)
11) Itokawa F, Kamisawa T, Nakano T, et al. Committee of Diagnostic Criteria of The Japanese Study Group on Pancreaticobiliary Maljunction. Exploring the length of the common channel of pancreaticobiliary maljunction on magnetic resonance cholangiopancreatography. J Hepatobiliary Pancreat Sci 2015；22：68-73.(OS)

CQ2 膵・胆管合流異常/先天性胆道拡張症の診断において MD-CT, DIC-CT は推奨されるか？

● 膵・胆管合流異常/先天性胆道拡張症の診断において，小児例・成人例とも MD-CT, DIC-CT を行うことを提案する。
（推奨の強さ：弱い，エビデンスの確実性（強さ）：D（非常に弱い））

<解説>
　膵・胆管合流異常/先天性胆道拡張症における X 線学的診断法は，従来より PTC や ERCP，術中胆道造影などの直接造影法が主流であった。一方，近年，高分解能の multi-detector row CT（MD-CT）により，多断面再構成（multi-planar reconstruction）像や 3D-CT 画像が容易に得られるようになり，drip infusion cholecystocholangiography（DIC）と組み合わせること（DIC-CT）で膵・胆管合流異常においても明瞭な肝外および肝内胆管立体画像が描出可能（3D-DIC-CT）となった。そこで，膵・胆管合流異常/先天性胆道拡張症の診断における MD-CT, DIC-CT 検査の有用性を検討した。

これまでの報告とエビデンス
　先天性胆道拡張症における拡張胆管およびその形態の MD-CT や DIC-CT による描出率を示した報告はほとんどなく，小児 46 例を対象とした検討では MD-CT による描出率は 97.8%[1]，小児を対象とした検討で，DIC-CT による描出率は 75〜90.9%[2,3]と報告されている。しかし，DIC-CT による肝内胆管の描出は MRCP より劣り，戸谷 IV-A 型の描出は MRCP に劣る，とする報告もある[3]。
　膵・胆管合流異常に関しては，ERCP の診断基準と同様に，"膵管と胆管が異常に長い共通管をもって合流するか，異常な形で合流する"ことが DIC-CT の診断基準であり，DIC-CT による膵・胆管合流異常の描出率は，小児例で 25〜64%と報告[2,3]され，ERCP に有意に劣ることが示されている[3]。DIC-CT は膵・胆管合流異常における生理的な胆汁膵管逆流現象を捉えることも可能である[4,5]とされ，小児膵・胆管合流異常 34 例中 13 例（38%）に胆汁膵管逆流を認めたとしている[4]。しかし，こうした DIC-CT による胆汁膵管逆流は，膵・胆管合流異常にのみ認められるわけではなく，正常例でも共通管が長い症例には同様の現象が起こりうる[6]，という意見もある。一方，MD-CT では膵管と胆管が直接十二指腸壁外で合流することが確認でき，MD-CT による膵・胆管合流異常の正診率は，成人で 27 例中 27 例（100%）[7]，小児で 46 例中 9 例（19.6%）[1]と報告されている。
　ただし，これらの検討は，いずれも少数例の後ろ向き観察研究であり，エビデンスレベルは低い。

益と害のバランス
　ERCP 検査の侵襲性，膵炎をはじめとした重篤な合併症発生率とくらべ，MD-CT, DIC-CT 検査

は非侵襲的であり，合併症も少なく，小児においても全身麻酔までは要しない。一方，MD-CT，DIC-CT 検査は ERCP 検査と同様に X 線を用いる，造影剤によるアレルギーのリスクがある，MD-CT では腎機能が不良の場合に施行できない，DIC-CT では黄疸のある場合，描出率が落ちる，という欠点がある。また，MD-CT，DIC-CT 検査の膵・胆管合流異常/先天性胆道拡張症の診断能についてはエビデンスが乏しいが，とくに小児においては MRCP に劣る，という報告がみられる。一方，MD-CT の場合，外科解剖を把握できる，という益がある。

患者の価値観・希望

患者は正確かつ侵襲性の低い検査を望んでいると考えられる。ERCP 検査の侵襲性を考えた場合，MD-CT，DIC-CT 検査を希望する可能性があるが，MRCP 検査を凌駕するものではない。

コスト評価と臨床適用性

正確なコスト評価はされていないが，ERCP 検査，MRCP 検査に加えて MD-CT，DIC-CT 検査を行うのであればコストは増加する。日本では人口あたりの CT 保有率は高く，臨床での適用性は保たれている。

委員会投票結果
小児例

行うことを強く推奨する	行うことを弱く推奨する	行わないことを弱く推奨する	行わないことを強く推奨する
0%（14名中0名）	86%（14名中12名）	14%（14名中2名）	0%（14名中0名）

棄権者：なし

成人例

行うことを強く推奨する	行うことを弱く推奨する	行わないことを弱く推奨する	行わないことを強く推奨する
0%（14名中0名）	93%（14名中13名）	0%（14名中0名）	0%（14名中0名）

棄権者：1名

引用文献

1) Guo WL, Huang SG, Wang J, et al. Imaging findings in 75 pediatric patients with pancreaticobiliary maljunction: a retrospective case study. Pediatr Surg Int 2012; 28: 983-988.(CS)
2) Lam WW, Lam TP, Saing H, et al. MR cholangiography and CT cholangiography of pediatric patients with choledochal cysts. AJR Am J Roentgenol 1999; 173: 401-405.(CS)
3) Saito T, Terui K, Mitsunaga T, et al. Significance of imaging modalities for preoperative evaluation of pancreaticobiliary system in surgery for pediatric choledochal cyst. J Hepatobiliary Pancreat Sci 2016;

23：347-352.(OS)
4) Fumino S, Ono S, Kimura O, et al. Diagnostic impact of computed tomography cholangiography and magnetic resonance cholangiopancreatography on pancreaticobiliary maljunction. J Pediatric Surg 2011；46：1373-1378.(CS)
5) Fumino S, Tokiwa K, Katoh T, et al. New insight into bile flow dynamics in anomalous arrangement of the pancreaticobiliary duct. Br J Surg 2002；89：865-869.(CS)
6) Kamisawa T, Amemiya K, Tu Y, et al. Clinical significance of a long common channel. Pancreatology 2002；2：122-128.(EO)
7) 石原　慎, 伊東昌広, 浅野之夫, ほか. 膵・胆管合流異常の診断の最前線：MD-CT. 胆と膵 2014；35：893-896.（CS）

CQ3　膵・胆管合流異常/先天性胆道拡張症の診断においてEUSは推奨されるか？

● 膵・胆管合流異常/先天性胆道拡張症の診断において，EUS検査を行うことを提案する。
（推奨の強さ：弱い，エビデンスの確実性（強さ）：D（非常に弱い））

＜解説＞
　膵・胆管合流異常/先天性胆道拡張症の診断において，ERCP検査をはじめとした直接造影が信頼性の高い検査として行われてきた。一方，近年，膵管と胆管の合流を直接観察できるEUS検査が普及し，さまざまな膵胆道疾患に対して施行されるようになった。そこで，膵・胆管合流異常/先天性胆道拡張症の診断におけるEUS検査の有用性を検討した。

これまでの報告とエビデンス
　先天性胆道拡張症そのものの診断に対するEUS検査の報告はない。EUSは，先天性胆道拡張症に付随する膵・胆管合流異常，あるいは胆道拡張のない膵・胆管合流異常の診断に用いられる。EUSは解像度が高く，十二指腸壁外での膵管と胆管の合流を描出することにより，共通管の長さにかかわらず膵・胆管合流異常の診断が可能となる。その診断能に関しては，成人例において89〜100％[1,2]とERCPとほぼ同等であることが示されているが，少数例の後ろ向き観察研究のみであり，十分なエビデンスがあるとはいえない。また，小児例における報告はみられない。
　一方，EUSは胆嚢および胆管病変の診断能に優れ，膵・胆管合流異常の診断に引き続く一連の走査により，胆管および胆嚢を詳細に観察することで精密診断が可能である[2]。とくに胆管が拡張していない膵・胆管合流異常の症例では，胆嚢粘膜の過形成を呈することが多いので，胆嚢粘膜（胆嚢壁内側の低エコー層）の肥厚を認めた場合に症例を拾い上げることができると報告されている[2]。

益と害のバランス
　ERCP検査の侵襲性，膵炎をはじめとした重篤な合併症発生率とくらべ，EUS検査はやや侵襲的な検査であるが，合併症発生率は低く，外来でも施行可能である。その診断能に関する検討は十分ではないが，膵・胆管合流異常/先天性胆道拡張症に合併する胆膵病変を同時に精査できることから，精密検査法としては不利益となることは少ないと判断される。

患者の価値観・希望
　患者は正確かつ侵襲性の低い検査を望んでいると考えられる。EUS検査は膵・胆管合流異常/先天性胆道拡張症の診断そのものというより，それに合併する胆膵病変を精査する点からは同意を得られ

ると考えられる。

コスト評価と臨床適用性

　正確なコスト評価はされていないが，EUS検査は精密検査法として位置付けられるため，ERCP検査，MRCP検査に加えて行うことが多く，コストは増加すると考えられる。EUS検査は普及しつつあるものの，施行できる施設は限られ，その診断能は術者により差があり十分に習熟した専門医が行う必要がある。

委員会投票結果

行うことを強く推奨する	行うことを弱く推奨する	行わないことを弱く推奨する	行わないことを強く推奨する
0％（14名中0名）	100％（14名中14名）	0％（14名中0名）	0％（14名中0名）

棄権者：なし

引用文献

1) Mitake M, Nakazawa S, Naitoh Y, et al. Value of endoscopic ultrasonography in the detection of anomalous connections of the pancreatobiliary duct. Endoscopy 1991；23：117-120.(CS)
2) Tanno S, Obera T, Maguchi H, et al. Thickened inner hypoechoic layer of the gallbladder wall in the diagnosis of anomalous pancreaticobiliary ductal union with endosonography. Gastrointest Endosc 1997；46：520-526.(CS)

CQ4　胆汁中アミラーゼの測定は膵・胆管合流異常の診断に有用か？

● 胆汁中アミラーゼの測定は膵・胆管合流異常の補助診断に有用であり，行うことを提案する。
（推奨の強さ：弱い，エビデンスの確実性（強さ）：C（弱い））

<解説>

　膵・胆管合流異常は解剖学的に膵管と胆管が十二指腸壁外で合流し，Oddi 括約筋の作用を受けない。とくに膵管内圧が胆管内圧より高いため，膵液の胆管への逆流現象が起こる。したがって，膵・胆管合流異常では膵酵素であるアミラーゼ値が胆嚢内胆汁，胆管内胆汁中で上昇することが知られている。そこで，その診断的意義について検討した。

これまでの報告とエビデンス

　アミラーゼ測定に用いる胆汁採取は，内視鏡下にて経乳頭的に，または経皮経肝的に胆道内にカテーテルを挿入した際に採取する場合，手術中に胆嚢と胆管からそれぞれ胆汁を採取する場合，胆管内に留置した T-tube や C-tube から胆汁を採取する場合，と報告によってさまざまであるが，膵・胆管合流異常を伴う症例では胆嚢内胆汁アミラーゼが中央値で 17,365 IU/L～98,650 IU/L，胆管内胆汁アミラーゼが中央値で 10,860 IU/L～78,875 IU/L と，10,000 IU/L 以上の異常高値を高頻度に示す（表1）[1～4]。

表1　膵・胆管合流異常例における胆嚢・胆管内アミラーゼ値

	胆嚢内アミラーゼ値（IU/L）	胆管内アミラーゼ値（IU/L）	文献
先天性胆道拡張症（成人）	98,650（16,706～244,013）(n=997)	78,875（12,155～194,552）(n=997)	[1]
先天性胆道拡張症（小児）	35,800（3,979～135,735）(n=950)	18,622（1,706～80,290）(n=950)	[1]
非拡張型膵・胆管合流異常（成人）	66,222（7,370～234,696）(n=514)	54,000（7,051～182,816）(n=514)	[1]
非拡張型膵・胆管合流異常（小児）	17,365（2,250～134,799）(n=68)	10,860（4,070～46,255）(n=68)	[1]
膵・胆管合流異常（成人，小児）		65,249（3～506,000）(n=190)	[2]
膵・胆管合流異常（成人，小児）	108,000±105,000* (n=10)	146,000±117,000* (n=9)	[3]
膵・胆管合流異常（成人）	73,148±65,244* (n=10)	85,345±59,660* (n=11)	[4]

median（range），*mean±SD

同一症例における胆囊内胆汁と胆管内胆汁のアミラーゼ値に有意差はないという報告がある一方[3,4]，胆管拡張を伴う小児例においては胆囊内胆汁アミラーゼ値が胆管内胆汁アミラーゼ値よりも有意に高かったとの報告がある[1]。しかし，膵・胆管合流異常症例においても，総胆管結石や膵外分泌機能が低下しているような，膵液の胆管内逆流が生じ難い状況では胆汁中アミラーゼが上昇しない場合も少なからず存在する[5]。

胆汁中アミラーゼ値の特徴としては，成人例は小児例と比較し有意に高値であること，とくに0～1歳児は胆汁中アミラーゼ値が低値を示す症例が多いことが報告されており，胆汁中アミラーゼ値の解釈には患者年齢を考慮する必要があると指摘されている[6,7]。

その一方で，膵・胆管合流異常以外の原因でも胆汁中アミラーゼは高値となりうることが報告されている。共通管長が6 mm以上で膵胆管合流部に括約筋作用が及ぶ膵胆管高位合流症例においては，87％の症例で胆汁中アミラーゼが高値を示したと報告されている[8]。ただし，高位合流症例における胆汁中アミラーゼ値は膵・胆管合流異常症例と比較し有意に低値である[8,9]。さらに膵・胆管合流異常のない胆道疾患患者の検討では，26～40％の症例に胆汁アミラーゼ値の上昇を認めている[10～12]。とくにOddi括約筋機能不全例・十二指腸傍乳頭憩室例・総胆管結石例・乳頭切開後症例などで胆汁中アミラーゼ値の上昇がみられるとされる[10,13～15]。

膵・胆管合流異常を示唆する胆汁中アミラーゼの基準値に関しては，報告により定義が異なり一定の見解は得られていないが，胆汁中アミラーゼ値8,000 UI/L以上かつ共通管8 mm以上が膵・胆管合流異常の診断に有用であるとの報告がある[2]。

益と害のバランス

胆汁中アミラーゼ値の上昇は膵液胆道逆流現象を反映したものであり，その異常高値は膵・胆管合流異常の存在を示唆するものであるが，偽陰性，偽陽性もあり，これだけでは膵・胆管合流異常を診断できない。しかし，胆汁採取は術前ではERCPに付随して行うことが可能で，術中の採取も容易であり，検査自体は簡便であることを考慮すると害が益を上回ることはないと考えられる。

患者の価値観・希望

患者は正確な診断を望んでいると考えられ，ほかの検査による診断を補完することが可能となるのであれば補助診断としての目的であれ，希望される，と考えられる。

コスト評価と臨床適用性

検査費用としてのコストは増大するが軽微であり，また，簡便な検査かつ臨床汎用性も高い。

委員会投票結果

行うことを強く推奨する	行うことを弱く推奨する	行わないことを弱く推奨する	行わないことを強く推奨する
29%（14名中4名）	71%（14名中10名）	0%（14名中0名）	0%（14名中0名）

棄権者：なし

引用文献

1) Morine Y, Shimada M, Takamatsu H, et al. Clinical features of pancreaticobiliary maljunction：update analysis of 2nd Japan-nationwide survey. J Hepatobiliary Pancreat Sci 2013；20：472-480.(CS)
2) Ragot E, Mabrut JY, Ouaïssi M, et al. Working Group of the French Surgical Association. Pancreaticobiliary maljunctions in European patients with bile duct cysts：results of the multicenter study of the French Surgical Association（AFC）. World J Surg 2017；41：538-545.(CS)
3) Sugiyama Y, Kubori H, Hakamada K, et al. Altered bile composition in the gallbladder and common bile duct of patients with anomalous pancreaticobiliary ductal junction. World J Surg 2000；24：17-20.(CCS)
4) Jeong IH, Jung YS, Kim H, et al. Amylase level in extrahepatic bile duct in adult patients with choledochal cyst plus anomalous pancreatico-biliary ductal union. World J Gastroenterol 2005；11：1965-1970.(CS)
5) 松田正道, 渡邊五朗, 橋本雅司, ほか. 膵胆管合流異常における胆嚢胆汁中アミラーゼ低値例の検討. 胆道 2007；21：119-124.（CS）
6) 高松英夫, 新井田達雄, 遠藤 格, ほか. 小児膵・胆管合流異常症例の胆汁中膵酵素の検討-全国集計-. 小児外科 2016；48：231-238.（CS）
7) Todani T, Urushihara N, Morotomi Y, et al. Characteristics of choledochal cysts in neonates and early infants. Eur J Pediatr Surg 1995；5：143-145.(CS)
8) 神澤輝実, 原 精一, 田畑拓久, ほか. 膵・胆管合流異常と膵胆管高位合流とは何が違うのか？ 胆と膵 2012；33：43-47.（CS）
9) Kamisawa T, Suyama M, Fujita N, et al. Committee of Diagnostic Critderia of The Japanese Study Group on Pancreaticobiiary Maljunction. Pancreatobiliary reflux and the length of a common channel. J Hepatobiliary Pancreat Sci 2010；17：865-870.(CCS)
10) Horaguchi J, Fujita N, Noda Y, et al. Amylase levels in bile in patients with a morphologically normal pancreaticobiliary ductal arrangement. J Gastroenterol 2008；43：305-311.(CCS)
11) Itokawa F, Itoi T, Nakamura K, et al. Assessment of occult pancreatobiliary reflux in patients with pancreaticobiliary disease by ERCP. J Gastroenterol 2004；39：988-994.(CS)
12) 和泉才伸, 金谷誠一郎, 永瀬佑紀, ほか. C-tubeを用いた胆道内膵液逆流の解析とその対策. 胆と膵 2007；28：1035-1038.（CR）
13) Xia HT, Wang J, Yang T, et al. Sphincter of Oddi dysfunction and the formation of adult choledochal cyst following cholecystectomy：a retrospective cohort study. Medicine（Baltimore）2015；94：e2088.(CS)
14) Sugiyama M, Atomi Y. Does endoscopic sphincterotomy cause prolonged pancreatobiliary reflux? Am J Gastroenterol 1999；94：795-798.(CS)
15) Sugiyama M, Atomi Y. Periampullary diverticula cause pancreatobiliary reflux. Scand J Gastroenterol 2001；36：994-997.(CCS)

Ⅲ．膵胆道合併症

III. 膵胆道合併症

BQ8 膵・胆管合流異常/先天性胆道拡張症に合併する良性の膵胆道合併症にはどのようなものがあるか？（機序を含む）

● 膵・胆管合流異常/先天性胆道拡張症に合併する良性の膵胆道合併症には 1）蛋白栓，2）胆道結石，3）急性膵炎/高アミラーゼ血症，4）慢性膵炎，5）胆管炎，6）胆道穿孔があげられる。

＜解説＞

蛋白栓

蛋白栓（protein plug）は，膵から膵液中に分泌される lithostathine という蛋白で構成されている。分泌型の lithostathine は水に可溶性だが，トリプシンで分解されると不溶性となる。膵・胆管合流異常では，lithostathine とトリプシノーゲンがともに胆道へ逆流し，活性化されたトリプシノーゲンがトリプシンとなり lithostathine を分解する。不溶性の lithostathine が凝集して蛋白栓が形成される[1]。Kaneko ら[2]の報告では小児の40％という高頻度で蛋白栓は発生する。形成された蛋白栓が狭小部ないし共通管に嵌頓することで，膵・胆管内圧が上昇して，膵・胆管合流異常に伴う諸症状が生じる[2]。ほとんどの蛋白栓は脆弱であり自然に排出されるが，しばしば再形成されることで症状が繰り返されると考えられている。

胆道結石

胆道結石（胆嚢・胆管結石）の合併に関しては，日本膵・胆管合流異常研究会が集積した全国登録症例の検討[3]によると，胆道結石の合併率は先天性胆道拡張症で 468 例/2,529 例（18.5％），胆管非拡張型膵・胆管合流異常で 159 例/751 例（21.2％）と，胆管非拡張型膵・胆管合流異常で高頻度であった。また先天性胆道拡張症では成人 23.3％，小児 9.5％，胆管非拡張型膵・胆管合流異常においては成人 26.9％，小児 5.9％に胆道結石が認められ，成人で高頻度である[3]。

胆道結石の局在に関しては，成人では胆嚢内が 154 例/1,511 例（10.2％），胆管内が 194 例/1,511 例（12.8％）に対して，小児では胆嚢内が 11 例/1,018 例（1.1％），胆管内が 82 例/1,018 例（8.1％）であり，小児と成人とで異なっていた。胆管拡張の有無との関係は，胆管拡張ありの症例では胆嚢内が 71 例/1,947 例（3.6％），胆管内が 240 例/1,947 例（12.3％）と胆管内の結石が優位であった。一方で胆管拡張なしの症例では胆嚢内が 94 例/582 例（16.2％），胆管内が 36 例/582 例（6.2％）と胆嚢内に多く認められていた[3]。ただし小児では胆汁で着色された蛋白栓が観察される例もあることも留意するべき点と考えられる。

胆石組成に関する報告は多くはなく，ほとんどが成人症例の検討である。内村ら[4]は26例の結石症例のうち8例（30.8%）がコレステロール系結石，17例（65.4%）がビリルビン系結石，その他が1例と報告している。小野山ら[5]は19例中不明の6例を除いた13例の結石症例のうち2例（15.4%）がコレステロール系結石，9例（69.2%）がビリルビン系結石，2例（15.4%）が黒色石と報告している。一般的に日本人の胆石組成はコレステロール結石58.3%，ビリルビン結石15.9%，黒色石23.7%である[6]ことを考慮すると，胆管非拡張型膵・胆管合流異常では胆石組成は一定していないが，先天性胆道拡張症における胆石組成はビリルビン結石の割合が多く，胆汁流出障害による胆汁うっ滞に加えて，加齢による括約筋作用を背景とした胆汁感染（βグルクロニダーゼ活性上昇）が成因の一つと考えられる。

急性膵炎/高アミラーゼ血症

急性膵炎診療ガイドライン[7]によれば，急性膵炎の診断基準は①上腹部の急性腹痛発作と圧痛，②血中または尿中の膵酵素の上昇，③超音波，CT，またはMRIでの急性膵炎に伴う異常所見（膵腫大，腹水貯留，周囲組織への炎症浸潤など）の3項目のうち，2項目以上を満たし，他の膵疾患および急性腹症を除外したものを急性膵炎と診断するとされている。日本膵・胆管合流異常研究会の1990～2007年までの集積症例2,561例中，拡張不明例および小児・成人不明例を除いた2,529例の検討では，術前合併症として急性膵炎が認められた症例は小児では291例/1,018例（28.6%）に対して，成人では138例/1,511例（9.1%）であり，小児症例において高頻度に認められていた[8]。全体では429例/2,529例/18年＝942.4/10万人/年と計算される。一方で我が国の急性膵炎の頻度は49/10万人/年であり[7]，膵・胆管合流異常では合併する急性膵炎を合併する頻度が高いと推定される。

胆管拡張の有無で急性膵炎の発生頻度を比較すると小児で若干胆管非拡張型膵・胆管合流異常での頻度が高い（非拡張型：拡張型＝32.4%：28.3%）[8]が，ほとんど差はなかった。膵・胆管合流異常に合併する急性膵炎症例には，共通管の拡張，膵管の拡張，膵頭部膵管の複雑な走行異常，蛋白栓などが多くみられ，これらの異常は膵液，胆汁の排出を阻害して急性膵炎の発生要因になると考えられる[7]。共通管の長さと急性膵炎の関係の有無については意見が分かれている[9,10]。

膵・胆管合流異常に伴う膵炎は，臨床的には一過性のものや，軽症で再発性のものが多いなどの特徴がある。CTなどの画像検査で急性膵炎診療ガイドラインの診断基準の一つである急性膵炎に伴う異常所見（膵腫大，腹水貯留，周囲組織への炎症浸潤など）がみられない症例が多い。本邦における多施設共同研究では，対象となった317例の16歳以下の膵・胆管合流異常症例中，194例（61.2%）に高アミラーゼ血症を認めたのに対して，画像検査での異常所見を伴っていたのは23例（7.3%）にとどまっていた[11]。

膵・胆管合流異常に伴う高アミラーゼ血症について，一般的な膵炎と区別してStringelら[12]はfictitious pancreatitis, Todaniら[13]はpseudopancreatitisとして報告している。またOhkawaら[14]やUrushiharaら[15]は動物実験により，逆流したアミラーゼが胆管内圧の上昇により胆管内から血中に移行

する cholangio-venous reflux により高アミラーゼ血症を生じさせることを報告している。

　膵・胆管合流異常に併発する急性膵炎の診断やその頻度を検討するためには，急性膵炎診療ガイドラインの診断基準に従って評価したことを明記するか，症例報告などでは詳細を記載する必要がある。今後，膵炎症例について検討を加える場合，急性膵炎の診断基準に準拠することで正しい頻度が明らかになるものと考えられる。

慢性膵炎

　膵・胆管合流異常症例を 100 例以上検討した施設（high volume center）における慢性膵炎の頻度は，土岐ら[16]が 137 例中 11 例（8％），松川ら[17]が 100 例中 6 例（6％），Ohuchida ら[18]が 196 例中 9 例（5％）と報告している。また，日本膵・胆管合流異常研究会が集積した 1990～2007 年までの全国登録症例集積症例 2,561 例中，拡張不明例および小児・成人不明例を除いた 2,529 例の検討では，慢性膵炎は 61 例（2.4％）に認められている[8]。全国集計と比較して high volume center における慢性膵炎の頻度が若干高いが，これは全国集計が術前合併症であるのに対し，high volume center からの報告は肝外胆管切除および Roux-en Y 法による胆道再建や胆管十二指腸吻合など，手術既往症例も含まれているためであるかもしれない。手術既往と慢性膵炎の発症に関して，土岐ら[16]の報告では膵・胆管合流異常に合併した慢性膵炎 11 例中，胆管切除や内瘻術などの胆道系手術既往例は 7 例（64％）と頻度が高く，久保田ら[19]は胆管切除を伴わない胆管消化管吻合術既往例では 8 例中 3 例（38％）に慢性膵炎の合併を認めたと報告している。

　膵・胆管合流異常に合併する慢性膵炎の平均年齢は 30～36 歳と若年症例が多く[16,17,20]，画像では多くの例で膵石が拡張した共通管や共通管近傍の主膵管内にのみ認められ，分枝膵管内にまでびまん性にみられることは少ない。また，アルコール性膵炎などの一般的な慢性膵炎のようなカルシウムを主成分とする膵石とは全く異なり，X 線透過性の蛋白質を主成分とする非陽性結石を認めることが多い[21,22]。膵管像の変化も頭部に限局することが多く，術中所見で膵体尾部は比較的軟らかく硬化性変化に乏しいことが多い[18]。膵・胆管合流異常における慢性膵炎の原因として，胆汁と混和した膵液が拡張した共通管や主膵管内にうっ滞することで非陽性結石が形成され，慢性膵炎へ発展する可能性が推察されているがいまだ明確ではない。

胆管炎

　日本膵・胆管合流異常研究会の登録症例の解析では，胆管炎の発症は小児では先天性胆道拡張症の 16.2％，胆管非拡張型合流異常の 13.2％，成人では先天性胆道拡張症の 13.2％，胆管非拡張型合流異常の 8.9％に認められている[3]。小児においては胆管炎の診断根拠となる血清ビリルビン値および血清トランスアミナーゼ値の上昇は蛋白栓による胆管閉塞が主たる原因と考えられる。一方で成人では蛋

白栓による閉塞機転に加えて，胆道結石などさまざまな原因での閉塞が考えられる。

胆道穿孔

　日本膵・胆管合流異常研究会の登録症例2,529例の解析では，35例（1.4％）に胆道穿孔が認められている[3]。特徴的なのは35例中32例（91.4％）が小児例であり[3]，成人では妊娠期を除いてまれである。穿孔の機序は明確でないものの，膵液逆流による胆管壁の炎症性変化に加えて，蛋白栓の嵌頓による急激な内圧上昇により穿孔するという説が有力である[23,24]。

引用文献

1) Kaneko K, Ando H, Seo T, et al. Proteomic analysis of protein plugs：causative agent of symptoms in patients with choledochal cyst. Dig Dis Sci 2007；52：1979-1986.(CS)
2) Kaneko K, Ando H, Ito T, et al. Protein plugs cause symptoms in patients with choledochal cysts. Am J Gastroenterol 1997；92：1018-1021.(CS)
3) Morine Y, Shimada M, Takamatsu H, et al. Clinical features of pancreaticobiliary maljunction：update analysis of 2nd Japan-nationwide survey. J Hepatobiliary Pancreat Sci 2013；20：472-480.(OS)
4) 内村正幸．膵・胆管合流異常と胆石症．船曳孝彦 編：膵・胆管合流異常 そのConsensusとcontroversy．東京：医学図書出版，1997；174-180．（EO）
5) 小野山裕彦，山本正博，山田　勇，ほか．胆石合併．船曳孝彦 編：膵・胆管合流異常 そのConsensusとcontroversy．東京：医学図書出版，1997；180-183．（EO）
6) 山上裕機．胆石組成の変遷と現在の胆石の特徴．肝胆膵 2002；45：151-157．（EO）
7) 髙田忠敬編．急性膵炎診療ガイドライン2015．東京：金原出版，2015．（OS）
8) 森根裕二，島田光生，石橋広樹．全国集計からみた膵・胆管合流異常．日消誌 2014；111：699-705．（OS）
9) Sugiyama M, Atomi Y, Kuroda A. Pancreatic disorders associated with anomalous pancreaticobiliary junction. Surgery 1999；126：492-497.(OS)
10) Kamisawa T, Tu Y, Nakajima H, et al. Acute pancreatitis and a long common channel. Abdom Imaging 2007；32：365-369.(OS)
11) Urushihara N, Hamada Y, Kamisawa T, et al. Classification of pancreaticobiliary maljunction and clinical features in children. J Hepatobiliary Pancreat Sci 2017；24：449-455.(OS)
12) Stringel G, Filler RM. Fictitious pancreatitis in choledochal cyst. J Pediatr Surg 1982；17：359-361.(CS)
13) Todani T, Urushihara N, Watanabe Y, et al. Pseudopancreatitis in choledochal cyst in children：intraoperative study of amylase levels in the serum. J Pediatr Surg 1990；25：303-306.(CR)
14) Ohkawa H, Sawaguchi S, Khalil B, et al. Cholangio-venous reflux as a cause of recurrent hyperamylasemia in choledochal dilatation with anomalous pancreaticobiliary ductal union：an experimental study. J Pediatr Surg 1985；20：53-57.(Animal study)
15) Urushihara N, Todani T, Watanabe Y, et al. Does hyperamylasemia in choledochal cyst indicate true pancreatitis? An experimental study. Eur J Pediatr Surg 1995；5：139-142.(EO)
16) 土岐文武，西野隆義，吉田憲司，ほか．膵・胆管形成異常と膵炎―膵管非癒合，膵・胆管合流異常と慢性膵炎―．胆と膵 1991；12：1085-1093．（EO）
17) 松川昌勝，松木明彦，神澤輝実，ほか．膵・胆管合流異常に合併する膵炎の特徴．消画像 2003；5：229-235．（EO）
18) Ohuchida J, Chijiiwa K, Hiyoshi M, et al. Long-term results of treatment for pancreaticobiliary maljunc-

tion without bile duct dilatation. Arch Surg 2006；141：1066-1070.(OS)
19) 久保田仁，二村雄次，早川直和，ほか．成人の先天性胆道拡張症手術例41例における慢性膵炎合併例の検討．日外会誌 1989；90：1026-1031．（OS）
20) Tashiro S, Imaizumi T, Ohkawa H, et al. Committee for Registration of the Japanese Study Group on Pancreaticobiliary Maljunction. Pancreaticobiliary maljunction：retrospective and nationwide survey in Japan. J Hepatobiliary Pancreat Surg 2003；10：345-351.(OS)
21) Kamisawa T, Matsukawa M, Amemiya K, et al. Pancreatitis associated with pancreaticobiliary maljunction. Hepatogastroenterology 2003；50：1665-1668.(OS)
22) 神澤輝実，江川直人，鶴田耕二，ほか．膵胆管の先天性形成異常に伴った慢性膵炎の発症と病態．消化器科 2003；36：510-514．（EO）
23) Ando H, Ito T, Watanabe Y, et al. Spontaneous perforation of choledochal cyst. J Am Coll Surg 1995；181：125-128.(CS)
24) Chiang L, Chui CH, Low Y, et al. Perforation：a rare complication of choledochal cysts in children. Pediatr Surg Int 2011；27：823-827.(CS)

BQ9 膵・胆管合流異常/先天性胆道拡張症に合併する胆道癌の頻度と特徴は？

● 成人の先天性胆道拡張症で20％程度，胆管非拡張型膵・胆管合流異常で40％ほどに胆道癌の合併を認め，中でも胆嚢癌が多い。また，小児における合併例の報告もある。

<解説>

通常の胆道癌の発癌メカニズムは，adenomaを介する多段階発癌（adenoma-carcinoma sequence）とadenomaを介さず癌化するde novo発癌が考えられている[1,2]。一方，膵・胆管合流異常では，膵液中のphospholipase A_2が胆汁と混和すると強力な細胞毒性をもつリゾレシチンなどが産生される。その結果，慢性炎症に伴う胆道の粘膜上皮傷害と修復が繰り返され[3]，hyperplasiaを主体とする粘膜上皮の変化やDNAの突然変異などを介して最終的に癌化するというhyperplasia-dysplasia-carcinoma sequenceの説が有力である[4,5]。発癌の分子メカニズムについては，胆道の粘膜上皮遺伝子異常として，癌遺伝子である K-ras[5,6]と癌抑制遺伝子である p53[6,7]などが主として検討されている。

膵・胆管合流異常は胆道癌を高率に合併することが知られており[8]，本邦における膵・胆管合流異常に合併した胆道癌発生率の検討は1990〜2007年の全国集計報告[9]が最も大規模（n＝2,561）である。成人における胆道癌合併頻度は，先天性胆道拡張症21.6％，胆管非拡張型膵・胆管合流異常42.4％と非常に高率であり，局在の割合は先天性胆道拡張症では胆嚢癌62.3％，胆管癌32.1％，胆嚢癌＋胆管癌4.7％で，胆管非拡張型膵・胆管合流異常では胆嚢癌88.1％，胆管癌7.3％，胆嚢癌＋胆管癌4.1％と胆嚢癌の合併がもっとも高率である。好発年齢は先天性胆道拡張症例における胆嚢癌では60.1±10.4歳，胆管癌では52.0±15.0歳，胆嚢癌＋胆管癌では55.0±14.6歳で，胆管非拡張型膵・胆管合流異常例における胆嚢癌では58.6±9.6歳，胆管癌では63.3±6.8歳，胆嚢癌＋胆管癌では61.9±10.6歳で，癌非合併例と比較すると10歳以上高齢であると報告されている。しかしながら，本邦における胆道癌の最好発年齢が75〜79歳であることを考慮すると，15〜20歳程度若年の症例に好発しているという特徴がある[9,10]。

一方で，15歳以下の小児例における胆道癌合併は10例（胆管癌8例，胆嚢癌2例）報告されるのみで，先天性胆道拡張症は9例で胆管非拡張型膵・胆管合流異常は1例である[11〜20]。また，先天性胆道拡張症における癌合併の局在は胆管癌8例，胆嚢癌1例である。

膵・胆管合流異常に合併する胆道癌は同時重複例が多いことが特徴で，多発胆道癌42例の報告中，同時多発例は37例に認められ，膵・胆管合流異常合併率は19例（51.4％）と，半数以上に膵・胆管合流異常の合併がみられる[21〜25]。さらに異時性重複例も比較的多く，異時性胆道癌18例中5例（27.8％）に膵・胆管合流異常の合併が認められている[25〜30]。また，通常の胆嚢癌に胆嚢結石が合併する頻度は高く，40〜75％と報告されている[31〜33]が，膵・胆管合流異常に合併した胆嚢癌における結石保有率は10％と低い[33]。

引用文献

1) Kozuka S, Tsubone N, Yasui A, et al. Relation of adenoma to carcinoma in the gallbladder. Cancer 1982；50：2226-2234.(OS)
2) Watanabe H, Date K, Itoi T, et al. Histological and genetic changes in malignant transformation of gallbladder adenoma. Ann Oncol 1999；10 Suppl 4：136-139.(OS)
3) 神澤輝実．膵液胆道，胆汁膵管逆流現象の臨床と病態．胆道 2007；21：497-505．(EO)
4) Shimada K, Yanagisawa J, Nakayama F. Increased lysophosphatidylcholine and pancreatic enzyme content in bile of patients with anomalous pancreaticobiliary ductal junction. Hepatology 1991；13：438-444.(OS)
5) Tsuchida A, Itoi T. Carcinogenesis and chemoprevention of biliary tract cancer in pancreaticobiliary maljunction. World J Gastrointest Oncol 2010；2：130-135.(EO)
6) Hanada K, Itoh M, Fujii K, et al. K-ras and p53 mutations in stage I gallbladder carcinoma with an anomalous junction of the pancreaticobiliary duct. Cancer 1996；77：452-458.(CCS)
7) Tomono H, Nimura Y, Aono K, et al. Point mutations of the c-Ki-ras gene in carcinoma and atypical epithelium associated with congenital biliary dilation. Am J Gastroenterol 1996；91：1211-1214.(CS)
8) 森根裕二，島田光生，石橋広樹．全国集計からみた膵・胆管合流異常．日消誌 2014；111：699-705．(OS)
9) 森根裕二，島田光生，久山寿子，ほか．全国集計からみた先天性胆道拡張症，膵・胆管合流異常の胆道癌発生率とその特徴．胆と膵 2010；31：1293-1299．(OS)
10) Hasumi A, Matsui H, Sugioka A, et al. Precancerous conditions of biliary tract cancer in patients with pancreaticobiliary maljunction：reappraisal of nationwide survey in Japan. J Hepatobiliary Pancreat Surg 2000；7：551-555.(CCS)
11) Tsuchiya R, Harada N, Ito T, et al. Malignant tumors in choledochal cysts. Ann Surg 1977；186：22-28.(CS)
12) 中迫利明，高田忠敬，佐藤裕一，ほか．先天性胆管拡張症の最年少癌化例．日消誌 1982；79：926-927．(CR)
13) 大山 崇，福田 茂，近藤千博，ほか．先天性胆管拡張症5例の検討―特に癌を合併した10歳女児について―．日消外会誌 1985；18：534．(CS)
14) Iwai N, Deguchi E, Yanagihara J, et al. Cancer arising in a choledochal cyst in a 12-year-old girl. J Pediatr Surg 1990；25：1261-1263.(CR)
15) 栗山 裕，川村健児，榎本秀樹，ほか．先天性胆道拡張症に胆管癌を合併した15歳女児例．日小外会誌 1997；32：314-318．(CR)
16) 山下晋也，葦沢龍人，飯島位夫，ほか．膵管胆道合流異常に合併した若年胆嚢癌の2例．日小外会誌 1998；34：907-914．(CR)
17) 上田順彦，根塚英昭，山本精一，ほか．早期胆管癌を合併した13歳女児の先天性胆道拡張症合併膵胆管合流異常の1例．胆と膵 2000；21：593-597．(CR)
18) Tanaka S, Kubota M, Yagi M, et al. An 11-year-old male patient demonstrating cholangiocarcinoma associated with congenital biliary dilatation. J Pediatr Surg 2006；41：e15-e19.(CR)
19) Nakamura H, Katayose Y, Rikiyama T, et al. Advanced bile duct carcinoma in a 15-year-old patient with pancreaticobiliary maljunction and congenital biliary cystic disease. J Hepatobiliary Pancreat Surg 2008；15：554-559.(CR)
20) Saikusa N, Naito S, Iinuma Y, et al. Invasive cholangiocarcinoma identified in congenital biliary dilatation in a 3-year-old boy. J Pediatr Surg 2009；44：2202-2205.(CR)
21) Ogawa A, Sugo H, Takamori S, et al. Double cancers in the common bile duct：molecular genetic findings with an analysis of LOH. J Hepatobiliary Pancreat Surg 2001；8：374-378.(CR)

22) Okamoto A, Tsuruta K, Matsumoto G, et al. Papillary carcinoma of the extrahepatic bile duct : characteristic features and implications in surgical treatment. J Am Coll Surg 2003 ; 196 : 394-401.(OS)
23) Hori H, Ajiki T, Fujita T, et al. Double cancer of gall bladder and bile duct not associated with anomalous junction of the pancreaticobiliary duct system. Jpn J Clin Oncol 2006 ; 36 : 638-642.(OS)
24) Itoh T, Fuji N, Taniguchi H, et al. Double cancer of the cystic duct and gallbladder associated with low junction of the cystic duct. J Hepatobiliary Pancreat Surg 2008 ; 15 : 338-343.(CR)
25) Fujii T, Kaneko T, Sugimoto H, et al. Metachronous double cancer of the gallbladder and common bile duct. J Hepatobiliary Pancreat Surg 2004 ; 11 : 280-285.(CR)
26) 山田達治, 上松俊夫, 根東順子, ほか. 進行胆嚢癌術後に発生した異時性肝内胆管癌の1切除例. 胆と膵 2008 ; 29 : 469-473. (CR)
27) 田原敬二, 平岡武久, 神本行夫, ほか. 胆管膵管合流異常症で胆嚢癌切除後6年目に胆管癌を発生した1例. 臨と研 1996 ; 73 : 1198. (CR)
28) 京極高久, 林 雅造, 高峰義和, ほか. 非拡張型膵胆管合流異常に合併した胆嚢・胆管異時性重複癌の1例. 胆道 2000 ; 14 : 306. (CR)
29) 石田道拡, 仁熊健文, 湯川拓郎, ほか. 胆嚢癌切除後経過中に下部胆管癌を合併した非拡張型膵・胆管合流異常の1切除例. 日消外会誌 2007 ; 40 : 1623-1629. (CR)
30) 志摩泰生, 上月章史, 寺石文則, ほか. 膵頭十二指腸切除術後, 肝切除術を施行した異時性胆管癌の1例. 胆と膵 2010 ; 31 : 717-721. (CR)
31) Sheth S, Bedford A, Chopra S. Primary gallbladder cancer : recognition of risk factors and the role of prophylactic cholecystectomy. Am J Gastroenterol 2000 ; 95 : 1402-1410.(SR)
32) Hsing AW, Bai Y, Andreotti G, et al. Family history of gallstones and the risk of biliary tract cancer and gallstones : a population-based study in Shanghai, China. Int J Cancer 2007 ; 121 : 832-838.(CCS)
33) 神澤輝実, 田畑拓久, 雨宮こずえ, ほか. 膵・胆管合流異常に合併した胆嚢癌の特徴. 胆と膵 2008 ; 29 : 927-930. (CCS)

Ⅳ．治療

Ⅳ. 治療

CQ5　膵・胆管合流異常/先天性胆道拡張症は無治療経過観察が可能か？

● 診断確定後はすみやかな手術が必要であり，無治療経過観察は行わないことを推奨する。
（推奨の強さ：強い，エビデンスの確実性（強さ）：C（弱い））

＜解説＞

　膵・胆管合流異常/先天性胆道拡張症と診断された場合，主にその発癌リスクから早期の手術が推奨され，症状の有無とは無関係に手術適応とされているが，その根拠について改めて検討した。

これまでの報告とエビデンス

　膵・胆管合流異常/先天性胆道拡張症の成人例に対する無治療経過観察例を検討した報告は認められず，その自然史は不明であるが，日本膵・胆管合流異常研究会が1990～2015年までに全国141施設から集計した3,419例の膵・胆管合流異常あるいは先天性胆道拡張症における成人例での初診時胆道癌合併頻度は，胆管拡張型で21.1%（270/1,280例），非拡張型で43.5%（289/665例）と報告されている。これは厚生労働省人口動態統計による胆道癌の罹患率，人口100,000人年あたり17.4人（0.0174%）と比較して，1,000倍～2,500倍に相当する[1]。また，アジア，ヨーロッパ，北米などから報告された胆道拡張症のレビュー[2]によると，成人例の胆道癌合併頻度は11.4%（236/2,062例）とされ，年齢が高くなるにつれてその頻度も高くなることが報告されている。ただし，この報告では膵・胆管合流異常の合併は67.1%に過ぎない。これらの報告から膵・胆管合流異常/先天性胆道拡張症が胆道癌の発癌リスクであることは明らかである。

　小児例では，本邦の全国集計において胆道癌発癌の頻度は0.0015%（2/1,344例）[1]，アジア，ヨーロッパ，北米などから報告された胆道拡張症のレビュー[2]では0.4%（8/1,914例）とされており，成人例と比較するとその頻度は低い。一方で，全国集計における92.6%（1,244/1,344例）では，腹痛，嘔吐，黄疸，発熱などの何らかの臨床症状を呈しており，成人の有症状例70.2%（1,366/1,945例）に対して有意に高頻度である[1]。そのうえ，併存疾患および合併症として，頭蓋内出血，肝硬変などが認められる[3]。新生児期の手術例では肝線維化が乳児期手術例と比べて軽度とする報告があり[4]，とくに出生前診断例では，無症状であっても新生児期と新生児期以降の手術例のRCTで，新生児以降の手術例で有意に組織学的な線維化を認めたとする報告がある[5]。一方で小児例では早期手術による縫合不全や吻合部狭窄のリスクを回避するために，生後3～6ヵ月頃まで症状の有無や肝機能の推移などを慎重に評価しながらであれば限定的に経過観察可能とする報告もある[6,7]。新生児期における胆管空腸

吻合術や肝内胆管狭窄に対する処置の周術期あるいは晩期の安全性，確実性についてのまとまった報告は少ない。

益と害のバランス

　胆道癌は治療介入しても予後不良な悪性疾患として知られており[8]，膵・胆管合流異常/先天性胆道拡張症の成人例において，癌が認められた後に治療介入したときの予後は不良と考えられる。一方で，膵・胆管合流異常/先天性胆道拡張症における胆道癌発癌リスクは明らかに高く，膵・胆管合流異常/先天性胆道拡張症に対する予防的な胆囊・胆管切除，胆道再建手術の周術期死亡率は極めて低いことも考慮すると，成人例における無治療経過観察の益が害を上回ることはないと考えられる。

　小児例においては，臨床症状を伴うことが多く，手術侵襲や合併症を考慮しても，そのような症例では無治療経過観察の害が益を上回る。無症状例においてもその後の症状出現，肝線維化の進行が認められる一方で，十分な胆管径であれば比較的安全に手術できることを考慮すると無治療経過観察は，害が益を上回ると考えられる。ただし，その至適手術時期については十分評価されておらず，とくに新生児における安全かつ確実な手術が可能か，という点の評価は十分ではない。

患者の価値観・希望

　多くの患者は生活の質をおとすことなく，長期生存できることを期待する。成人例においては，その発癌リスクを考慮すると無治療経過観察を希望する患者は少ないと考えられる。小児有症状例でも同様であるが，その一方で，小児無症状例においては，とくに新生児においては，手術が安全，確実に施行できる時期まで無治療経過観察を希望される場合もあると推測される。

コスト評価と臨床適用性

　無治療経過観察に比べて，外科切除をする場合は，手術および術後合併症に伴う費用増大が見込まれるが，無治療経過観察の後，症状出現時や胆道癌発癌時に外科切除を考慮するとさらなる費用負担が考えられる。

　外科切除は比較的安全に施行できるが，その確実性を考えると専門施設での治療が望まれる。

委員会投票結果

行うことを強く推奨する	行うことを弱く推奨する	行わないことを弱く推奨する	行わないことを強く推奨する
0%（14名中0名）	7%（14名中1名）	0%（14名中0名）	93%（14名中13名）

棄権者：なし

引用文献

1) 石橋広樹, 島田光生, 森根裕二. 膵・胆管合流異常と先天性胆道拡張症, 疫学. 臨消内科 2020;35:355-362.（CS）
2) Sastry AV, Abbadessa B, Wayne MG, et al. What is the incidence of biliary carcinoma in choledochal cysts, when do they develop, and how should it affect management? World J Surg 2015;39:487-492.（SR）
3) 漆原直人, 川島章子. 先天性胆道拡張症の出生前診断ならびにその治療方針. 胆と膵 2008;29:889-893.（CS）
4) Lee SC, Kim HY, Jung SE, et al. Is excision of a choledochal cyst in the neonatal period necessary? J Pediatr Surg 2006;41:1984-1986.（CS）
5) Diao M, Li L, Cheng W. Timing of surgery for prenatally diagnosed asymptomatic choledochal cysts: a prospective randomized study. J Pediatr Surg 2012;47:506-512.（RCT）
6) Fumino S, Higuchi K, Aoi S, et al. Clinical analysis of liver fibrosis in choledochal cyst. Pediatr Surg Int 2013;29:1097-1102.（CS）
7) Matsumoto M, Urushihara N, Fukumoto K, et al. Laparoscopic management for prenatally diagnosed choledochal cysts. Surg Today 2016;46:1410-1414.（CCS）
8) Ishihara S, Horiguchi A, Miyakawa S, et al. Biliary tract cancer registry in Japan from 2008 to 2013. J Hepatobiliary Pancreat Sci 2016;23:149-157.（CS）

CQ6 先天性胆道拡張症の出生前診断または早期乳児発症例に対して早期手術が推奨されるか？

● 有症状症例では，灰白色便や黄疸などの症状が生じた場合はすみやかな介入を推奨する。
（推奨の強さ：強い，エビデンスの確実性（強さ）：C（弱い））
● 無症状例では，早期手術（新生児期）は，肝硬変を回避できるが手術合併症が増加する可能性があるので有用性が明確でない。
（推奨なし，エビデンスの確実性（強さ）：C（弱い））

＜解説＞

　出生前診断または早期乳児期に発症する先天性胆道拡張症のうち，症状が生じた場合はすみやかな介入が推奨される。一方で，無症状例に対しては早期に胆管切除すれば閉塞性障害を防止できるが，幼若児に対する麻酔の問題や技術的困難性から手術合併症の増加が予想され，胆管切除の時期に関しては意見が分かれる。そこで先天性胆道拡張症の出生前診断または早期乳児発症例に対する早期手術の有用性について検討した。

これまでの報告とエビデンス

　88件の文献リストを作成してスクリーニングを実施した結果，6件[1~6]の文献の採用が可能だった。ハンドサーチにより2件の論文[7,8]を追加した。RCT 1件[2]，観察研究2件[1,5]，症例集積報告4件[3,4,6,7]，症例報告1件[8]を参照した。

　出生前診断または早期乳児期に発症する先天性胆道拡張症は狭小部をもつ囊胞型が特徴で，発症も年長児とは異なり，狭小部が閉塞して灰白色便や黄疸や肝胆道系酵素上昇といった胆道閉鎖症と同様のobstructive cholangiopathyを呈する[9]。これらの症状が生じた場合はすみやかな介入が推奨される。生後早期の発症例は肝臓が線維化しやすいことや囊胞型胆道閉鎖症（I cystおよびIIId型）との鑑別が困難なことから，発症したらすみやかな介入が必要である[1~6]。介入法としては一期的胆管切除（開腹および腹腔鏡下）[1~4]と外瘻や内瘻で胆汁をドレナージしてからの二期的胆管切除[3,6]がある。諸外国からの報告は一期的切除がほとんどであり[1~4]，他の介入法と比較検討した報告はない。

　無症状例に対する早期手術（新生児期）と晩期手術（生後1ヵ月以上）で肝線維化を比較したRCTが中国から1件報告されている[2]。このRCTでは出生前診断68例を無作為に34例ごとに割り付けて，新生児期に発症した32例を除き，無症状例に対して腹腔鏡手術を早期16例/晩期20例に実施した。肝線維化（F I～IV）全体では早期10例（63%）/晩期17例（85%）と有意差はないが，肝硬変（F IV）は早期0例（0%）/晩期5例（25%）と有意差を認めた（$P=0.03$）。高度線維化（F III, IV）

16例（早期6，晩期10）のうち，4例（25％）に1年後も超音波検査で肝硬変と脾腫を認めた（すべて晩期手術例）。早期手術による合併症はみられなかった。ただし，本研究は腹腔鏡下胆管切除を200例以上経験した術者1人による手術の結果であり，また追跡期間が短く（median 36ヵ月），数年経過してから生じる肝内結石などの長期合併症の評価ができていない。また観察研究であるが，韓国のLeeら[1]も新生児期の胆管切除を11例に実施し，手術合併症なく，肝線維化が乳児期以降の手術例と比べて軽度だったと報告した。なお，肝線維化は可逆性であるとの報告が多いが[7,8]，高度線維化例の一部は改善しないという報告[2,3]もある。

一方で，オランダの全国集計による出生前診断17例のうち生後2週間以内に発症した4例を除いた13例（腹腔鏡8例，開腹5例）の検討で，手術合併症は体重5.6 kg以上（n＝7）に認めなかったが，5.6 kg未満（n＝6）で短期合併症を4例（67％）（$P=0.02$）に，長期合併症を3例（50％）（すべて腹腔鏡）（$P=0.07$）に認めた[5]。新生児期や早期乳児期では胆管径が細く，胆管切除は技術的に難しいことを考慮すると，無症状であれば少なくとも生後3ヵ月は待機するのが妥当と考えられている[3,4]。

<u>益と害のバランス</u>

無症状例に対する新生児期の早期手術の益として，中国からのRCTは肝硬変を防止可能なことを示した。害として，このRCTでは術後早期合併症の増加を認めなかったが，晩期合併症の検討はなされていない。症例数が少ないオランダからの報告は生後3ヵ月以内の手術による合併症の増加を示している。早期手術における胆管切除は技術的に難易度が高いことを考慮して，無症状例に対する早期手術の益が害を上回るかは不明である。

<u>患者の価値観・希望</u>

患者は有症状例に対しては早期手術を希望すると考えられる。一方で，無症状例に対して手術の時期にかかわらず短期・長期合併症ともに低い手術を希望すると考えられる。

<u>コスト評価と臨床適用性</u>

正確なコスト評価はされていないが，早期手術によるコストの増加は早期・長期合併症の発生により異なると考えられる。また，先天性胆道拡張症の出生前診断または早期乳児発症例に対する手術時期の判断や手術に関しては，十分に習熟した専門医のもと行われる必要がある。

委員会投票結果
有症状例

行うことを強く推奨する	行うことを弱く推奨する	行わないことを弱く推奨する	行わないことを強く推奨する
93%（14名中13名）	7%（14名中1名）	0%（14名中0名）	0%（14名中0名）

棄権者：なし

無症状例

行うことを強く推奨する	行うことを弱く推奨する	行わないことを弱く推奨する	行わないことを強く推奨する
0%（14名中0名）	43%（14名中6名）	57%（14名中8名）	0%（14名中0名）

棄権者：なし

引用文献

1) Lee SC, Kim HY, Jung SE, et al. Is excision of a choledochal cyst in the neonatal period necessary? J Pediatr Surg 2006；41：1984-1986.(OS)
2) Diao M, Li L, Cheng W. Timing of surgery for prenatally diagnosed asymptomatic choledochal cysts：a prospective randomized study. J Pediatr Surg 2012；47：506-512.(RCT)
3) Fumino S, Higuchi K, Aoi S, et al. Clinical analysis of liver fibrosis in choledochal cyst. Pediatr Surg Int 2013；29：1097-1102.(CS)
4) Matsumoto M, Urushihara N, Fukumoto K, et al. Laparoscopic management for prenatally diagnosed choledochal cysts. Surg Today 2016；46：1410-1414.(CS)
5) Netherlands Study Group for Choledochus Cysts/Malformations(NeSCHoC), van den Eijnden MHA, de Kleine RH, et al. The timing of surgery of antenatally diagnosed choledochal malformations：a descriptive analysis of a 26-year nationwide cohort. J Pediatr Surg 2017；52：1156-1160.(OS)
6) 松久保眞，野口啓幸，武藤　充，ほか．出生前診断された先天性胆道拡張症5症例　生後早期の拡張胆管空腸吻合術の効果の検討．日小外会誌 2020；56：188-193.（CS）
7) Hasegawa T, Kimura T, Ihara Y, et al. Histological classification of liver fibrosis and its impact on the postoperative clinical course of patients with congenital dilatation of the bile duct. Surg Today 2006；36：151-154.(CS)
8) Ishimaru T, Kitano Y, Uchida H, et al. Histopathologic improvement in biliary cirrhosis after definitive surgery for choledochal cyst. J Pediatr Surg 2010；45：e11-e14.(CR)
9) Kato S, Kaneko K, Matsushita N, et al. Calcium bilirubinate sludge causes early onset of congenital biliary dilatation：a report of two cases. Surg Case Rep 2021；7：92.(CR)

CQ7　胆管非拡張型膵・胆管合流異常に対し，胆管切除は推奨されるか？

● 胆管非拡張型膵・胆管合流異常に対して胆管切除は有用性が明確でない。
（推奨なし，エビデンスの確実性（強さ）：D（非常に弱い））

<解説>

　成人の胆管非拡張型膵・胆管合流異常には胆道癌が合併する可能性があり，胆嚢癌発生が胆管癌よりも多い。胆管癌の発生頻度や手術合併症の観点から，胆管非拡張型膵・胆管合流異常に対して胆嚢摘出術のみを施行するか胆管切除を併施するかに一定の見解は得られていない。そこで，胆管非拡張型膵・胆管合流異常に対する胆管切除の有用性を検討した。

これまでの報告とエビデンス

　検索された88件の文献に対してスクリーニングを実施した結果，1件[1]の文献の採用が可能だった。ハンドサーチによる論文6件[2〜7]と学会抄録6件[8〜13]を検討した。観察研究3件[3,7,13]，症例報告10件[1,2,4〜6,8〜12]を参照した。

　日本膵・胆管合流異常研究会による全国集計3,289例（小児1,344 成人1,945）の結果が報告され[13]，成人の胆管非拡張型膵・胆管合流異常665例のうち43.5％に胆道癌が合併し，その内訳は胆嚢癌86％，胆管癌9％，胆嚢胆管重複癌5％であった[13]。胆道癌合併のない非拡張型膵・胆管合流異常329例に対して，103例（31％）に胆管切除が，197例（60％）に胆嚢摘出のみが実施されたと報告されている[13]。

　成人の胆管非拡張型膵・胆管合流異常に対する胆管切除103例の術後短期合併症は22.3％（うち手術関連6.8％）に対し，胆嚢摘出術197例で8.1％（0.5％）であった。長期合併症全体では胆管切除後14.3％と胆嚢摘出後12.0％と差はないが，肝内結石は胆管切除後の9.5％に，胆嚢摘出後の4％に発生した[13]。癌合併のない成人の胆管非拡張型膵・胆管合流異常の長期追跡で，胆管切除42例に胆道癌は発生しなかったものの，胆嚢摘出のみの75例のうち3例（4％）に胆道癌（肝内胆管癌2，胆管癌1）が発生した。また，非拡張型膵・胆管合流異常に対し胆嚢摘出のみを実施したのちに胆管癌が発生した11例の報告がなされている[1,2,4〜6,8〜12]（表1）。ただし，胆嚢摘出だけ実施された実際の母数は不明である。

　小児の非拡張型膵・胆管合流異常では，嘔吐・腹痛・黄疸といった先天性胆道拡張症と同じ症状を呈し，無症状で発見されない[3,7]。小児の非拡張型膵・胆管合流異常は膵液逆流により形成された蛋白栓が共通管に嵌頓するといった先天性胆道拡張症と同じ機序で発症することが多く，先天性胆道拡張症と同様に胆管切除が行われる[3,7]。全国集計によると小児非拡張型膵・胆管合流異常80例中72例（90％）が胆管切除され，胆嚢摘出のみは5例（6.3％）であった[13]。

　非拡張の定義が未定という大きな問題がある。日本膵・胆管合流異常研究会により超音波検査による年齢別の正常胆管径上限値が示され，従来非拡張とされた症例の多くが拡張と判断された[14]。上記

表 1

症例	報告者	発表年	PBM分類	性	胆摘時 年齢	胆摘時 病変	胆摘時 肝外胆管径 (mm)	胆管径超音波上限値 (mm)	期間 (年)	胆管癌 年齢	胆管癌 部位	胆管癌 術式	胆管癌 予後
1	関戸[4]	2010	P-C	F	28	胆嚢炎	記載なし		42	70	中部	PD	0.5y 生
2	関本[10]	2007	P-C	F	47	胆嚢結石	8.5	6.7	18	65	下部	Bypass	腹膜播種 (stage Ⅲ)
3	近森[11]	2010	P-C	F	54	胆嚢炎	記載なし		25	79	下部	PD	
4	丁田[2]	2006	P-C*	F	60	胆嚢 polyp	8.0	7.7	7	67	中部	SSPPD	0.5y 生
5	森[5]	2013	P-C	M	54	胆嚢癌 m	記載なし		20	74	肝門部～中部	なし	死
6	田原[8]	1996	P-C	F	56	胆嚢癌 ss	記載なし		6	62	中下部	PPPD	(重複 N0M0)
7	京極[9]	2000	P-C	F	59	胆嚢癌 m	記載なし		2	61	中部	PPPD	(重複 fmN0)
8	梶[6]	2018	P-C*	M	60	胆嚢癌 mp	8.2	7.7	14	74	中部	PPPD	3y 再発生
9	森[5]	2013	P-C	F	64	胆嚢癌 m	記載なし		6	70	肝内	肝切除	—
10	小森[1]	2012	P-C	F	69	胆嚢癌 m	8.0	7.7	3	72	中下部	SSPPD	(SxN0)
11	滝沢[12]	2013	P-C*	F	79	胆嚢癌 ss	記載なし		5	84	中部～乳頭部	SSPPD	—

*胆摘時に合流異常に気づかれていない。

胆嚢摘出後胆管癌発生報告例では，胆嚢摘出時の胆管径が明記された4症例のうち超音波上限内の症例は1例もなかった（表1）。正常胆管径でも共通管の拡張や胆管下部狭小部といった先天性胆道拡張症の特徴をもつ症例が多く[3]，これを非拡張とするか問題が残る[15]。正常胆管径で先天性胆道拡張症の特徴をもたない小児の非拡張症は Miyake ら[7]の報告しかない。成人で非拡張に胆管癌が合併した12例を日本膵・胆管合流異常研究会総会で検討したところ，非拡張と意見が一致したのは3例しかなかった[15]。

益と害のバランス

　胆管非拡張型膵・胆管合流異常に対する胆管切除の益は，発癌リスクのある胆管の切除にある。前述の報告によると，胆管切除で癌の予防が可能な症例は最大4%であり，肝内胆管癌は胆管切除で防止できなかったとすると1%となる。一方で胆管切除の害として，胆管切除により短期手術合併症が6.3%増加し，長期合併症として肝内結石が5.5%増加した。したがって，胆管切除の益が害を上回るかは不明である。

患者の価値観・希望

患者は将来の発癌リスクを最小限にするとともに合併症の少ない手術を希望すると考えられる。十分なインフォームドコンセントのもと，胆管切除の適応を検討する必要がある。

コスト評価と臨床適用性

正確なコスト評価はされていない。胆管切除の手術に伴うコストは増大するが，胆管切除せずに胆管に発癌した場合にもコストは生じると考えられる。また，胆管切除は十分に習熟した専門医のもと安全に施行しうる術式であり，専門施設での実施が望ましい。

委員会投票結果

行うことを強く推奨する	行うことを弱く推奨する	行わないことを弱く推奨する	行わないことを強く推奨する
0%（14名中0名）	36%（14名中5名）	50%（14名中7名）	0%（14名中0名）

棄権者：2名

引用文献

1) 小森和幸, 村上道典, 小川 均, ほか. 早期胆囊癌術後に胆管癌が発生した胆管非拡張型膵胆管合流異常症の1例. 日臨外会誌 2012；73：3249-3254.（CR）
2) 丁田泰宏, 原野雅生, 青木秀樹, ほか. 胆囊摘出後の胆管非拡張型膵管胆道合流異常に合併した胆管癌の1例. 胆と膵 2006；27：765-770.（CR）
3) Ono Y, Kaneko K, Tainaka T, et al. Pancreaticobiliary maljunction without bile duct dilatation in children：distinction from choledochal cyst. J Pediatr Gastroenterol Nutr 2008；46：555-560.（OS）
4) 関戸 仁, 佐野 渉, 一万田充洋, ほか. 胆囊摘除後40年以上経過して胆管癌を合併した胆管非拡張型膵胆管合流異常の1例. 胆と膵 2010；31：329-332.（CR）
5) 森 大樹, 島田光生, 宇都宮徹, ほか. 非拡張型膵・胆管合流異常の胆管癌発生頻度を巡る問題点. 胆と膵 2013；34：241-244.（CR）
6) 梶 俊介, 川畑康成, 石川典由, ほか. 胆囊癌術後14年目に胆囊癌を発症した胆管非拡張型膵・胆管合流異常の1例. 胆道 2018；32：263-269.（CR）
7) Miyake H, Fukumoto K, Yamoto M, et al. Pancreaticobiliary maljunction without biliary dilatation in pediatric patients. Surg Today 2022；52：207-214.（OS）
8) 田原敬二, 平岡武久, 神本行雄, ほか. 胆管膵合流異常症で胆囊癌切除後6年目に胆管癌を発生した1例. 臨と研 1996；73：1198.（CR）
9) 京極高久, 林 雅造, 高峰義和, ほか. 非拡張型膵胆管合流異常に合併した胆囊・胆管異時性重複癌の一例. 胆道 2000；14：306.（CR）
10) 関本 匡, 菊池保治, 天神尊範, ほか. 胆摘18年後に胆管癌を発症した非拡張型合流異常の一例. Gastroenterol Endosc 2007；49：919.（CR）
11) 近森正康, 栄枝弘司, 円山英昭. 胆囊摘出25年後に胆管癌を発症した胆管非拡張型膵胆管合流異常の一例. 日膵胆管合流異常研究会プロシーディング 2010；33：38-39.（CR）
12) 滝沢一泰, 寺島哲郎, 須田武安, ほか. 胆囊癌術後に胆管癌，乳頭部癌が発生した胆管非拡張型膵胆管合

流異常症の 1 例．胆道 2013；27：609．（CR）
13) 森根裕二, 島田光生, 石橋広樹, ほか. 膵・胆管合流異常における術式と短期・長期合併症　全国追跡調査から. 日臨外会誌 2020；81：285．（OS）
14) 濱田吉則, 濱田　洋, 高橋良彰, ほか. 胆管径からみた胆管拡張の定義. 胆と膵 2014；35：943-945．（EO）
15) 金子健一朗. 胆管非拡張型膵・胆管合流異常の診断の見直し. 胆と膵 2014；35：951-954．（EO）

CQ8 膵・胆管合流異常/先天性胆道拡張症に膵内胆管切除は必要か？

● 膵内遺残胆管における術後発癌や，遺残胆管結石，膵石発生を予防するため，膵内胆管切除を行うことを提案する。
（推奨の強さ：弱い，エビデンスの確実性（強さ）：C（弱い））

<解説>

先天性胆道拡張症では拡張胆管内の癌発生が高率であることから，胆囊を含めた拡張胆管全切除が基本術式とされ，胆管切除が不十分であれば切除後に胆管癌の発生がみられる可能性がある。そこで膵・胆管合流異常/先天性胆道拡張症に対する膵内胆管切除の有用性について検討した。

これまでの報告とエビデンス

日本膵・胆管合流異常研究会が1990～2007年に集積した2,561例に対する全国集計において，成人における胆道癌合併頻度は，先天性胆道拡張症では21.6％（215/997例），胆管非拡張型膵・胆管合流異常では42.4％（218/514例）と報告されている[1]。局在に関しては，先天性胆道拡張症では胆囊癌62.3％，胆管癌32.1％，胆囊癌＋胆管癌4.7％であり，長期間膵液に曝露される膵・胆管合流異常は，胆管・胆囊上皮ともに胆道癌の発生母地とされる[1]。手術による胆管切除が不十分であった症例の術後に胆管癌発生がみられたとの報告がある[2-5]。

膵内遺残胆管発癌に関して，Fanら[2]は先天性胆道拡張症350例中，囊胞の膵内胆管を含めた完全切除を施行した272例では術後胆道発癌を認めなかった一方，膵内囊胞が遺残する囊胞部分切除を施行した78例においては14.1％（11例）に膵内遺残胆管癌を発症し，囊胞の不完全切除に起因したと報告している。また安藤[4]による1967～2015年までの先天性胆道拡張症に対する囊胞切除術後の胆道発癌報告例の検討では，107報告例中26例に膵内遺残胆管癌を認め，囊胞切除から発癌までの平均期間は，11.8年（8ヵ月～26年）であった。またMizuguchiら[3]の文献レビューでは膵内遺残胆管癌17例の術後発癌までの平均期間は13.6年と報告している。

胆道発癌以外の膵内遺残胆管に伴う術後合併症としては，全例に上腹部痛を認め，発熱41.0％，膵内遺残胆管結石65.4％，二次性膵炎12.8％と高頻度に合併症を有していたことが報告されている[2]。またXiaら[6]も，41例の膵内遺残胆管例の合併症として，全例に腹痛，発熱を認め，遺残胆管結石66％，膵炎51％，嘔吐51％を認めていたと報告している。Shengら[7]は先天性胆道拡張症に対して，囊胞切除を施行した275小児例中18例（6.5％）に術後長期合併症に対する再手術が必要となり，4例が膵内遺残胆管切除であったと報告している。このように膵内遺残胆管による長期合併症発現率は高頻度で，再手術をも必要とする。その理由として膵内遺残胆管における蛋白栓や膵石の再形成が起因すると考えられる。

膵内胆管切除に関しては，古くは膵管損傷などの危険性があるとの認識から，膵管損傷回避のため膵上縁で切離する方法など[8〜10]，安全性を考慮した術式も提案され，安全性重視か完全切除かで議論が続いていたが，膵内遺残胆管は膵液の逆流にさらされ続けることによる胆道発癌をはじめとした長期合併症を惹起することから，先天性胆道拡張症においては膵内胆管切除を含めた囊胞の完全切除を推奨する。膵内胆管切除の合併症に関するまとまった報告はないが，Dongら[11]は拡張胆管切除に肝切除を併施した戸谷Ⅳ-A型28例中，1例に膵液漏が発生しており，膵内胆管切除には膵管損傷や膵液漏などの危険性があると報告している。一方で，Andoら[12]は，膵内胆管完全切除を施行した小児先天性胆道拡張症75例中，膵液漏は1例で安全に施行しうると報告している。

手術では，膵内胆管剝離においてepicholedochal plexusの分枝を処理しつつ囊胞下端にある狭小部を確認する。狭小部は膵管とされることから[13]，狭小部は残存してもよい。また大きな囊胞状拡張や，円筒状拡張の症例では，膵内胆管切離線の設定が困難であるため，術中胆道造影を施行することにより，より安全に狭小部や膵胆管合流部が確認でき，切離することが可能である。

益と害のバランス

膵・胆管合流異常／先天性胆道拡張症に対する膵内胆管切除の益は，膵内遺残胆管での膵液の逆流による胆道発癌をはじめとした長期合併症リスクの低減にある。一方で，膵内胆管切除の害として膵管損傷や膵液漏などの危険性がある。膵内遺残胆管に伴う胆道発癌や長期合併症発現の頻度を考慮すると，害が益を上回ることはない，と考えられる。

患者の価値観・希望

患者は将来の胆道発癌と術後合併症を最小限にする手術を希望すると考えられる。

コスト評価と臨床適用性

正確なコストの評価はされていないが，膵内胆管切除に伴うコストの増加は軽微であると考えられる。手術リスクを考慮すると，膵内胆管切除は十分に習熟した専門医のもとに施行されるべきである。

委員会投票結果

行うことを強く推奨する	行うことを弱く推奨する	行わないことを弱く推奨する	行わないことを強く推奨する
0%（14名中0名）	93%（14名中13名）	0%（14名中0名）	0%（14名中0名）

棄権者：1名

引用文献

1) Morine Y, Shimada M, Takamatsu H, et al. Clinical features of pancreaticobiliary maljunction：update analysis of 2nd Japan-nationwide survey. J Hepatobiliary Pancreat Sci 2013；20：472-480.(CS)
2) Fan F, Xu DP, Xiong ZX, et al. Clinical significance of intrapancreatic choledochal cyst excision in surgical management of type Ⅰ choledochal cyst. J Int Med Res 2018；46：1221-1229.(CCS)
3) Mizuguchi Y, Nakamura Y, Uchida E. Subsequent biliary cancer originating from remnant intrapancreatic bile ducts after cyst excision：a literature review. Surg Today 2017；47：660-667.(CR)
4) 安藤久實．術後発癌からみた先天性胆道拡張症に対する外科治療の課題．胆と膵 2017；38：381-385.(EO)
5) Ohashi T, Wakai T, Kubota M, et al. Risk of subsequent biliary malignancy in patients undergoing cyst excision for congenital choledochal cysts. J Gastroenterol Hepatol 2013；28：243-247.(CS)
6) Xia HT, Yang T, Liang B, et al. Treatment and outcomes of adults with remnant intrapancreatic choledochal cysts. Surgery 2016；159：418-425.(CS)
7) Sheng Q, Lv Z, Xu W, et al. Reoperation after cyst excision with hepaticojejunostomy for choledochal cysts：our experience in 18 cases. Med Sci Monit 2017；23：1371-1377.(CS)
8) Jona JZ, Babbitt DP, Starshak RJ, et al. Anatomic observations and etiologic and surgical considerations in choledochal cyst. J Pediatr Surg 1979；14：315-320.(CS)
9) Filler RM, Stringel G. Treatment of choledochal cyst by excision. J Pediatr Surg 1980；15：437-442.(CR)
10) Moreno González E, García García I, Hidalgo Pascual M, et al. Choledochal cyst resection and reconstruction by biliary-jejuno-duodenal diversion. World J Surg 1989；13：232-237.(CR)
11) Dong JH, Yang SZ, Xia HT, et al. Aggressive hepatectomy for the curative treatment of bilobar involvement of type Ⅳ-A bile duct cyst. Ann Surg 2013；258：122-128.(CR)
12) Ando H, Kaneko K, Ito T, et al. Complete excision of the intrapancreatic portion of choledochal cysts. J Am Coll Surg 1996；183：317-321.(CS)
13) Suda K, Matsumoto Y, Miyano T. Narrow duct segment distal to choledochal cyst. Am J Gastroenterol 1991；86：1259-1263.(CR)

CQ9 術中胆道造影は治療上推奨されるか？

● 術中胆道造影は，胆管の切除範囲だけでなく，相対的胆管狭窄の確認のため行うことを提案する。また小児有症状例で術前画像が不十分な場合には必須である。
（推奨の強さ：弱い，エビデンスの確実性（強さ）：C（弱い））

<解説>

先天性胆道拡張症に対する胆管切除は，拡張部が肝内胆管に及ぶ症例では明確な基準はないが肝側拡張胆管を可能なかぎり切除し，膵側では胆管を膵管との合流部直上で切離することが前ガイドラインから推奨されている[1]。その目的は，遺残胆管からの胆道癌発癌の予防に加えて，術後に肝門部の相対的胆管狭窄が遺残することによる胆管炎や肝内結石，膵内遺残胆管における膵石や蛋白栓の発生による膵炎などの長期合併症を予防することである[2〜7]。また小児ではほとんどが有症状例であり，術前画像が不十分な症例も多く，術中胆道造影による原因検索や胆管解剖の診断が必要となる。

膵・胆管合流異常の治療上重要視される胆管切除範囲の決定には術前画像検査（MRCP, ERCP, CT など）の他，術中胆道造影が一般的に用いられており，その有用性について検証した。

これまでの報告とエビデンス

術中胆道造影が胆管切除範囲の決定に有用かを直接検討した報告は過去になく，術中胆道造影による膵・胆管合流異常の診断率，胆管の各部位の描出率，相対的胆管狭窄や胆管走行・形成異常の評価に術中胆道造影が有用かを検討した文献をレビューした。

膵・胆管合流異常について術中胆道造影による診断率をMRCPおよびERCPによる診断率と比較した論文は，小児患者を対象とした比較検討を2編認めた。2012年Guoら[8]は，膵・胆管合流異常の診断率が術中胆道造影で80％，MRCPで65％，CTで19.6％であったことを報告しており，検査モダリティごとに異なる患者数での比較となっているが，術中胆道造影の高い診断率を示している（レベルC）。2016年Saitoら[9]は，膵・胆管合流異常の診断率を術中胆道造影，ERCP, MRCP, DIC-CT間で比較しており，それぞれ87％，82％，57％，25％であり，MRCPと術中胆道造影を併用した場合は89％と報告した。

Saitoら[9]はさらに，肝内胆管，総胆管，膵内胆管の部位別の描出率についても検討している。膵内胆管の描出は，膵・胆管合流形態および共通管における蛋白栓・総胆管結石・膵石の有無を確認するのに重要であるが，膵内胆管描出率はERCP（95％）がMRCP（64％）やDIC-CT（21％）に比べて有意に高く（$P=0.006$），術中胆道造影（87％）はERCPと同等の描出率を示すと報告されていた（$P=0.16$）。ただし，肝外胆管の囊腫様拡張が大きい場合や十二指腸が腹側に重なっている場合に，術中胆道造影による共通管の描出が困難な症例もあることも言及されている[8]。

一方，肝門部胆管から肝内胆管にかけては，限局的胆管拡張部の間に膜様もしくは索状の2種類の狭窄が7〜8割の症例に存在し[2]，狭窄部を残したままの胆道再建は，術後長期合併症として難治性胆管炎や肝内結石の発生につながると言われる[3]。そのため，肝側の胆管切離範囲を決定するためには，肝門部の相対的狭窄部位の確認が重要となるが，肝外胆管の拡張が著明な症例では，術前のERCPで大量の造影剤を要することが多く，肝内までの造影が不十分になり，肝門部〜肝内胆管の描出が不十分になりやすい。過去の報告でもERCPでの肝門部〜肝内胆管の描出率は比較的低い（2014年Saitoら[10]は33％，2015年Hiramatsuら[11]は69.8％と報告している）。一方で，術中胆道造影による総胆管および肝内胆管の描出率は100％と高く報告され，同部位における胆道狭窄の同定率も術中胆道造影で64％，MRCPで33％と報告されている[9]（レベルC）。

術中胆道造影の検査成功率はGuoら[8]の報告では98.7％と報告されていた。また拡張胆管に直接合流する胆管後区域枝や尾状葉枝[12]，重複胆管の合併[13,14]など，胆管異常走行や膵・胆道系の形成異常の確認に術中胆道造影が有用であるとする症例報告を認めた（レベルD）。

益と害のバランス

胆管切除範囲を決定するうえで術中胆道造影の益は，他の術前画像評価のモダリティと比較して，胆道系全体（肝内胆管から膵内胆管まで）で高い診断能を有する点である。また，肝側の胆管切離線の決定には，肝内胆管から肝門部における胆管狭窄の有無を確認する必要があるが，この点でERCPより術中胆道造影が高い描出能をもつ可能性がある。十二指腸側の胆管切離線の決定のために，胆管と膵管の合流部や蛋白栓の有無を確認するためにも術中胆道造影は有用と考えられるが，それを直接示したエビデンスは存在しない。害としては，術中胆道造影を行うことで手術時間の延長や胆汁の腹腔内流出，コストの増加，造影剤アレルギーの可能性などが考えられるが，術中胆道造影を行うことでの益を勘案すると，その害は大きくないと考えられる。

患者の価値観・希望

患者は正確かつ侵襲度の低い必要最小限の検査を望んでいると思われる。術前画像検査（ERCP，MRCP，CTなど）によって胆管切除範囲を計画することは可能であるが，拡張胆管を可及的に遺残させずに切除するために，正確性の高い診断が行える術中胆道造影を行うことは同意を得られると考える。

コスト評価と臨床適用性

術中胆道造影を行うことで省略してよいとされる術前画像検査は明らかでないため，術中胆道造影で使用される造影剤や透視検査費用が追加となる可能性が高いが，エビデンスが乏しく利益とコストのバランスの評価は困難である。

術中胆道造影の胆管切除範囲の決定における有用性を直接検討したエビデンスは乏しかったが，術

中胆道造影の胆道系全体における高い診断能および，術後合併症の原因となりうる胆管狭窄や蛋白栓，膵・胆道系の形成異常を正確に評価できる有用性を合わせてかんがみて，術中胆道造影が過不足のない胆管切除範囲の決定に有用な検査である可能性が示唆された．また，とくに小児患者において，術前のERCPが侵襲的な検査であるとして行えなかった場合に，非侵襲的なMRCPを術前に行ったうえで，手術時に術中胆道造影を併施することで，より正確な診断および胆管切除範囲の決定を行える可能性があると考えられる．

委員会投票結果

行うことを強く推奨する	行うことを弱く推奨する	行わないことを弱く推奨する	行わないことを強く推奨する
0%（14名中0名）	100%（14名中14名）	0%（14名中0名）	0%（14名中0名）

棄権者：なし

引用文献

1) Kamisawa T, Ando H, Suyama M, et al. Japanese clinical practice guidelines for pancreaticobiliary maljunction. J Gastroenterol 2012；47：731-759.(EO)
2) Ando H, Ito T, Kaneko K, et al. Congenital stenosis of the intrahepatic bile duct associated with choledochal cysts. J Am Coll Surg 1995；181：426-430.(CS)
3) 大塚英郎，吉田 寛，元井冬彦，ほか．成人の先天性胆道拡張症術後長期成績からみた肝内結石．胆と膵 2008；29：921-925．(CR)
4) Fan F, Xu DP, Xiong ZX, et al. Clinical significance of intrapancreatic choledochal cyst excision in surgical management of type Ⅰ choledochal cyst. J Int Med Res 2018；46：1221-1229.(CS)
5) Mizuguchi Y, Nakamura Y, Uchida E. Subsequent biliary cancer originating from remnant intrapancreatic bile ducts after cyst excision：a literature review. Surg Today 2017；47：660-667.(CS)
6) 安藤久實．術後発癌からみた先天性胆道拡張症に対する外科治療の課題．胆と膵 2017；38：381-385.（EO）
7) Ohashi T, Wakai T, Kubota M, et al. Risk of subsequent biliary malignancy in patients undergoing cyst excision for congenital choledochal cysts. J Gastroenterol Hepatol 2013；28：243-247.(CS)
8) Guo WL, Huang SG, Wang J, et al. Imaging findings in 75 pediatric patients with pancreaticobiliary maljunction：a retrospective case study. Pediatr Surg Int 2012；28：983-988.(CS)
9) Saito T, Terui K, Mitsunaga T, et al. Significance of imaging modalities for preoperative evaluation of the pancreaticobiliary system in surgery for pediatric choledochal cyst. J Hepatobiliary Pancreat Sci 2016；23：347-352.(CS)
10) Saito T, Terui K, Mitsunaga T, et al. Role of pediatric endoscopic retrograde cholangiopancreatography in an era stressing less-invasive imaging modalities. J Pediatr Gastroenterol Nutr 2014；59：204-209.(CS)
11) Hiramatsu T, Itoh A, Kawashima H, et al. Usefulness and safety of endoscopic retrograde cholangiopancreatography in children with pancreaticobiliary maljunction. J Pediatr Surg 2015；50：377-381.(CS)
12) 萱原正都，大西一朗，武居亮平，ほか．術中に特異な胆管走行に気づいた先天性胆道拡張症の1例．胆道 2018；32：277-283．(CR)

13) 朝川貴博, 田中芳明, 浅桐公男, ほか. 先天性胆道拡張症の手術時に発見された重複総胆管の1例. 日小外会誌 2012;48:731-737.(CR)
14) 渡邉　学, 塩澤一恵, 田村　晃, ほか. 膵・胆管合流異常を伴った重複胆管に併発した胆嚢過形成粘膜の1例. 超音波医 2011;38:297-300.(CR)

CQ10　肝門部先天性胆管狭窄に対する処置は推奨されるか？

● 肝門部先天性胆管狭窄は，肝外胆管切除後の胆管炎や肝内結石の原因になることから，初回手術時に狭窄部を切除または形成することを提案する。
（推奨の強さ：弱い，エビデンスの確実性（強さ）：C（弱い））

＜解説＞
　先天性胆道拡張症において先天的な肝門部・肝内胆管の胆管狭窄を認める頻度は高く，80％にみられるとの報告もある[1]。肝外胆管切除後の胆管炎や肝内結石の原因になることから[2]，初回手術時に狭窄部を切除または形成することが推奨されているが[1]，その処置の有用性を検証した。

これまでの報告とエビデンス
　肝門部先天性胆管狭窄には膜様狭窄と索状狭窄の2種類がある。狭窄に対する適切な処置について，Andoら[3]は，狭窄のほとんどが肝門部近くに存在するため，索状物や膜様狭窄部は総肝管の内腔から切除ないし形成できると報告した。しかし，総肝管が細く，内腔からの対処が困難な場合は，膜様狭窄部を越えて上流に肝管の側壁を切り込んで胆管空腸吻合を行う方法が行われている。この方法は当初，吻合部狭窄を予防するために吻合口を広くする方法として，Todaniら[4]およびLillyら[5]によって報告された。Todaniら[6]はまた肝門部胆管拡張例に対して，総肝管レベルの吻合が相対的狭窄をきたすとし，左右肝管に切開を加えて広い吻合口を作成する肝門部肝管空腸吻合を推奨した。Liら[7]から，腹腔鏡手術で同様の吻合法も報告されている。しかし，内腔からの狭窄の解除法と，肝管に切開を加えて吻合口を広げる方法について，比較検討したエビデンスは認めなかった。
　肝門部先天性胆管狭窄を解除することの効果を実証する文献は少ないが，Urushiharaら[8]はHistorical controlを用いた比較検討を行い，左右肝管に切開を加えることで肝内結石による胆管炎が11.8％から0％に減ったと報告した。Tanakaら[9]は，初回手術時に肝門部の膜様あるいは索状狭窄の解除を行わなかった症例と行った症例を比較し，狭窄を解除した症例群で術後肝内結石の発生が34％から9％に有意に低下したと報告した。

益と害のバランス
　益として，術後の肝内結石や胆管炎の原因となりうる肝門部先天性胆管狭窄を解除することで，先天性胆道拡張症に対する手術における長期合併症の発生率を軽減することができる。
　害として，胆管狭窄解除の処置に伴った合併症の報告は少ない。肝門部から到達できない狭窄に対する対処法については，成人患者では肝外胆管切除に加えて肝切除も考慮される[10~12]が，小児患者では過大侵襲になる可能性があり[13]，害になりうるが一定の見解は得られていない。

患者の価値観・希望

　肝内結石や胆管炎などの術後合併症により，患者のQOLは長期にわたって著しく低下する可能性があり，患者は適切な予防策を希望すると考える。先天性胆道拡張症に対する手術を行う際，胆管狭窄に対する処置を行っても（肝切除を併施する場合を除き），"総胆管拡張症手術"として同じ診療報酬点数の手術となるため，患者の金銭的負担も変わらない。そのため，手術侵襲やリスクの大幅な増加がなければ，患者は胆管狭窄に対する処置を希望すると予想される。

コスト評価と臨床適用性

　胆管狭窄に対する処置を行うことのコストを評価した報告はない。同処置は，先天性胆道拡張症に対する肝外胆管切除を行う際の手術方法の工夫であり，手術コストの増加はないものと思われる。
　胆管狭窄に対する処置は，吻合する肝管に切開や形成を加える操作を愛護的に行う必要があり，その確実性を考えると専門施設で行うことが望まれる。

委員会投票結果

行うことを強く推奨する	行うことを弱く推奨する	行わないことを弱く推奨する	行わないことを強く推奨する
50%（14名中7名）	50%（14名中7名）	0%（14名中0名）	0%（14名中0名）

棄権者：なし

引用文献

1) Ando H, Ito T, Kaneko K, et al. Congenital stenosis of the intrahepatic bile duct associated with choledochal cysts. J Am Coll Surg 1995；181：426-430.(CS)
2) Todani T, Watanabe Y, Urushihara N, et al. Biliary complications after excisional procedure for choledochal cyst. J Pediatr Surg 1995；30：478-481.(OS)
3) Ando H, Kaneko K, Ito F, et al. Operative treatment of congenital stenosis of the intrahepatic bile ducts in patients with choledochal cysts. Am J Surg 1997；173：491-494.(CS)
4) Todani T, Watanabe Y, Mizuguchi T, et al. Hepaticoduodenostomy at the hepatic hilum after excision of choledochal cyst. Am J Surg 1981；142：584-587.(CCS)
5) Lilly JR. Total excision of choledochal cyst. Surg Gynecol Obstet 1978；146：254-256.(EO)
6) Todani T, Narusue M, Watanabe Y, et al. Management of congenital choledochal cyst with intrahepatic involvement. Ann Surg 1978；187：272-280.(EO)
7) Li S, Wang W, Yu Z, et al. Laparoscopically assisted extrahepatic bile duct excision with ductplasty and a widened hepaticojejunostomy for complicated hepatobiliary dilatation. Pediatr Surg Int 2014；30：593-598.(CS)
8) Urushihara N, Fukumoto K, Fukuzawa H, et al. Long-term outcomes after excision of choledochal cysts in a single institution：operative procedures and late complications. J Pediatr Surg 2012；47：2169-2174.(CCS)
9) Tanaka Y, Tainaka T, Sumida W, et al. The efficacy of resection of intrahepatic bile duct stenosis-caus-

ing membrane or septum for preventing hepatolithiasis after choledochal cyst excision. J Pediatr Surg 2017 ; 52 : 1930-1933.(CCS)
10) Pal K, Singh VP, Mitra DK. Partial hepatectomy and total cyst excision is curative for localized type IV-a biliary duct cysts-report of four cases and review of management. Eur J Pediatr Surg 2009 ; 19 : 148-152.(CS)
11) Kawarada Y, Das BC, Tabata M, et al. Surgical treatment of type IV choledochal cysts. J Hepatobiliary Pancreat Surg 2009 ; 16 : 684-687.(CS)
12) Zheng X, Gu W, Xia H, et al. Surgical treatment of type IV-A choledochal cyst in a single institution : children vs. adults. J Pediatr Surg 2013 ; 48 : 2061-2066.(OS)
13) Koshinaga T, Inoue M, Ohashi K, et al. Persistent biliary dilatation and stenosis in postoperative congenital choledochal cyst. J Hepatobiliary Pancreat Sci 2011 ; 18 : 47-52.(OS)

CQ11 膵管内蛋白栓に対する術中処置は推奨されるか？

● 手術時に残存した蛋白栓を除去する処置を行うことは，その効果を明確に示した文献がないが，胆管洗浄などの簡便な処置で除去可能であれば，行うことを提案する。
（推奨の強さ：弱い，エビデンスの確実性（強さ）：D（非常に弱い））

＜解説＞

　膵・胆管合流異常がある場合，膵臓から分泌される可溶性の lithostathine が胆道内へ逆流し，同時に逆流して活性化したトリプシンにより分解されて不溶性の lithostathine となる。不溶性 lithostathine が電気的結合により自己集合して蛋白栓を形成し[1]，蛋白栓による閉塞から膵胆道系内圧の上昇に伴った諸症状をきたすことがある。膵・胆管合流異常に対する手術の際，蛋白栓に対する術中処置が一般的に行われているが，その妥当性について検証した。

これまでの報告とエビデンス

　膵・胆管合流異常症例において共通管や狭小部の閉塞が起きる場合，その原因のほとんどが蛋白栓であり，まれに脂肪酸カルシウム石で生じる[2,3]。蛋白栓による閉塞は主に小児期に生じるが，成人でも同様の機序で発症することがある[4]。腹痛・嘔吐・黄疸・高アミラーゼ血症などの症状をきたすことがあるが，高アミラーゼ血症の大半は逆流したアミラーゼが cholangio-venous reflux で血中に出た結果であり，真の膵炎であることはまれである点に留意したい[5]。

　蛋白栓は一般に脆弱で，多くは自然消失する。蛋白栓が発見された症例のうち，手術まで遺残するのは3割程度で，小児発症例全体の1～2割である。症状は一過性であることが多いが，何度も形成される症例では間歇的に症状を繰り返す。蛋白栓が強固で共通管や狭小部での嵌頓が持続した場合，症状が悪化ないし遷延することがあり，胆道ドレナージ（経皮経肝胆道ドレナージ，開腹ないし腹腔鏡下胆道外瘻，内視鏡的ドレナージ）や緊急手術の適応となる[2,6,7]。ドレナージ例でも，蛋白栓は自然に，もしくは留置チューブからの洗浄で消失することが多い。それでも遺残した蛋白栓に対して，術中処置として蛋白栓の除去が行われる。

　蛋白栓に対する術中処置は，手術中の洗浄で洗い流すか，狭小部が太ければ胆道鋭匙で直接摘出する。細径内視鏡による観察下に洗い流す方法も報告される[8,9]。ほとんどの蛋白栓は，胆管下流の狭小部からの操作で除去可能であるが，それでも除去できない場合，十二指腸を切開して乳頭側から摘出する方法，内視鏡的に EST を行う方法，膵管を切開して摘出する方法などが報告される[9,10]。

　しかし，もし蛋白栓が遺残した場合に，膵炎などの問題が本当にどれほど術後に生じるかについては知見がなく，このような積極的な摘出方法の成功率・合併症率を検証した報告を認めなかった。蛋

白栓に対してどこまで侵襲的な処置が妥当とされるかについては今後の検証が必要である。

膵・胆管合流異常の手術中には蛋白栓の除去に加えて，術後の蛋白栓の再形成の予防のため，膵内胆管の完全切除をすることが重要とされる[11]。しかし，膵内胆管の遺残がある場合に，蛋白栓が再形成する頻度，臨床経過への影響を詳細に検討した報告は認めなかった。

益と害のバランス

益として，膵・胆管合流異常に対する手術中に蛋白栓を除去することで，術後に膵炎などの合併症を予防できる可能性があるが，蛋白栓がどれほど膵炎などの臨床症状に影響しているかを評価した報告がないため，どれだけの益があるのか，評価が難しい。害としては，十二指腸乳頭や膵管を切開して侵襲的に蛋白栓を除去しなければいけない場合は，術後に膵管狭窄をきたす可能性などが危惧される。

患者の価値観・希望

患者は手術を受ける際に，術後合併症をできうる限り軽減することを希望するため，蛋白栓を除去する術中処置を行うことは許容されると思われる。しかし，蛋白栓遺残が術後経過に与える影響は明らかになっていないため，バラツキも予想され，処置のリスクも含めた十分なインフォームドコンセントの下に行うべきである。

コスト評価と臨床適用性

蛋白栓の術中処置にかかるコストを検討した報告を認めなかった。しかし，ほとんどの蛋白栓が術中の洗浄や鉗子を用いた簡易的な摘出法で除去できている現状を考えると，コスト面での付加は大きくないと予想される。

委員会投票結果

行うことを強く推奨する	行うことを弱く推奨する	行わないことを弱く推奨する	行わないことを強く推奨する
0%（14名中0名）	100%（14名中14名）	0%（14名中0名）	0%（14名中0名）

棄権者：なし

引用文献

1) Kaneko K, Ando H, Seo T, et al. Proteomic analysis of protein plugs : causative agent of symptoms in patients with choledochal cyst. Dig Dis Sci 2007 ; 52 : 1979-1986.(CS)
2) Kaneko K, Ando H, Ito T, et al. Protein plugs cause symptoms in patients with choledochal cysts. Am J Gastroenterol 1997 ; 92 : 1018-1021.(CS)

3) Kaneko K, Ono Y, Tainaka T, et al. Fatty acid calcium stones in patients with pancreaticobiliary maljunction/choledochal cyst as another cause of obstructive symptoms besides protein plugs. J Pediatr Surg 2008；43：564-567.(CS)
4) Jeong JB, Whang JH, Ryu JK, et al. Risk factors for pancreatitis in patients with anomalous union of pancreatobiliary duct. Hepatogastroenterology 2004；51：1187-1190.(CS)
5) Todani T, Urushihara N, Watanabe Y, et al. Pseudopancreatitis in choledochal cyst in children：intraoperative study of amylase levels in the serum. J Pediatr Surg 1990；25：303-306.(CS)
6) Terui K, Yoshida H, Kouchi K, et al. Endoscopic sphincterotomy is a useful preoperative management for refractory pancreatitis associated with pancreaticobiliary maljunction. J Pediatr Surg 2008；43：495-499.(CS)
7) Tsuchiya H, Kaneko K, Itoh A, et al. Endoscopic biliary drainage for children with persistent or exacerbated symptoms of choledochal cysts. J Hepatobiliary Pancreat Sci 2013；20：303-306.(CCS)
8) Miyano T, Yamataka A, Kato Y, et al. Choledochal cysts：special emphasis on the usefulness of intraoperative endoscopy. J Pediatr Surg 1995；30：482-484.(CS)
9) Diao M, Li L, Zhang JS, et al. Laparoscopic-assisted clearance of protein plugs in the common channel in children with choledochal cysts. J Pediatr Surg 2010；45：2099-2102.(CS)
10) Ando H, Kaneko K, Ito F, et al. Surgical removal of protein plugs complicating choledochal cysts：primary repair after adequate opening of the pancreatic duct. J Pediatr Surg 1998；33：1265-1267.(CS)
11) Ando H, Kaneko K, Ito T, et al. Complete excision of the intrapancreatic portion of choledochal cysts. J Am Coll Surg 1996；183：317-321.(CS)

CQ12　胆道再建術式として肝管十二指腸吻合は推奨されるか？

● 胆道再建術式に関して，肝管十二指腸吻合の実施については明確な推奨を提示し得ない。ただし，本邦では多くの施設で胆管空腸吻合による胆道再建が選択されていることに留意して，再建術式を選択することが望ましいと考えられる。
（推奨の強さ：弱い，エビデンスの確実性（強さ）：C（弱い））

＜解説＞
　膵・胆管合流異常の経過中，発癌予防目的に肝外胆管切除術が行われるが，その胆道再建術式に関する最近5年間の集計（日本膵・胆管合流異常研究会）では，小児・成人ともに総肝管空腸 Roux-en Y 吻合がもっとも多く，次いで肝門部胆管空腸 Roux-en Y 吻合が行われており，近年，肝管十二指腸吻合は減少している（表1）。
　胆管消化管吻合自体が胆管癌の危険因子であり[1,2]，発癌要因である肝内結石[3]の術後発生率も7～8％と他疾患に対する胆道再建後よりも高率であることから[4,5]，膵・胆管合流異常術後における胆道再建は発癌と肝内結石を予防するために，胆汁の free drainage と逆流予防の得られる再建術式が求められている。
　しかし，これまでのガイドラインでは明確な推奨を提示するにはいたっておらず，今回の改訂で前回ガイドライン作成以降の新たなエビデンスを集積することで，本臨床課題に対する推奨を提示することを試みた。

これまでの報告とエビデンス
　今回のガイドライン改訂では，前回のガイドライン作成以降の2011年以降の関連文献の検索を行った。本 CQ に関連する文献として検索の結果作成した PubMed 9件，医学中央誌8件，Cochrane Library 2件の文献リストに加えてハンドサーチ4件の合計23件で本 CQ についてスクリーニングを行った。6件[6〜11]が二次スクリーニングの対象となった。
　ただし，膵・胆管合流異常/先天性胆道拡張症に対する肝管十二指腸吻合の有用性について検証可能な介入研究は認められなかった。
　また肝管十二指腸吻合と胆管空腸吻合における内視鏡的アプローチを比較検討した論文は検索しうる限り認めなかった。

表 1

術式	小児/成人	2016年	2017年	2018年	2019年	2020年	計
肝内胆管空腸吻合術	小児	1	0	2	1		4
	成人	1	4	1	0		6
肝門部胆管空腸吻合術	小児	10	26	31	20	8	95
	成人	22	20	17	8	16	83
総肝管空腸吻合術	小児	43	34	41	45	36	199
	成人	33	40	37	37	23	170
肝門空腸吻合術＋肝門部胆管空腸吻合術	小児	0					0
	成人	1					1
肝門部胆管空腸吻合術＋総肝管空腸吻合術	小児	1		1			2
	成人	0		0			0
肝門部胆管十二指腸吻合術＋総肝管空腸吻合術	小児	1					1
	成人	0					0
肝門空腸吻合術＋肝門部胆管空腸吻合術＋総肝管空腸吻合術	小児	1					1
	成人	0					0
肝門部胆管空腸吻合術＋その他	小児	0	1	3	1	1	6
	成人	2	1	0	0	0	3
肝門空腸吻合術	小児		0	0		1	1
	成人		1	1		0	2
肝内胆管空腸吻合術＋その他	小児		0				0
	成人		1				1
総肝管空腸吻合術＋その他	小児		3	3	2		8
	成人		1	0	1		2
総肝管十二指腸吻合術	小児			0	2	1	3
	成人			4	0	2	6
総胆管空腸吻合術	小児				4		4
	成人				0		0
総肝管空腸吻合術＋総胆管空腸吻合術	小児				0		0
	成人				1		1
肝門空腸吻合術＋その他	小児				1		1
	成人				0		0

益と害のバランス

益の評価

1）手術合併症の低減

メタ解析は縫合不全で3編（図1），胆管炎で3編（図2），吻合部狭窄で4編（図3），および腸閉塞で3編（図4）の論文についてそれぞれ施行した．胆管空腸吻合に対する肝管十二指腸吻合のオッズ比（odds ratio, OR）はそれぞれ縫合不全がOR：0.75（95% CI：0.28-1.99，$P=0.56$），胆管炎がOR：0.63（95% CI：0.27-1.51，$P=0.30$），吻合部狭窄がOR：0.59（95% CI：0.20-1.71，$P=0.33$），

Study or Subgroup	Hepaticoduodenostomy Events	Hepaticoduodenostomy Total	Hepaticojejunostomy Events	Hepaticojejunostomy Total	Weight	Odds ratio M-H, Fixed, 95%CI
窪田ら, 2010	0	32	1	44	13.5%	0.45[0.02, 11.31]
Narayanan SK, 2013	7	330	6	204	78.5%	0.72[0.24, 2.16]
Yeung F, 2020	1	21	1	33	8.0%	1.60[0.09, 27.05]
Total (95% CI)		383		281	100.0%	0.75[0.28, 1.99]
Total events:	8		8			

Heterogeneity: $Chi^2=0.38$, df=2 (P=0.83) ; $I^2=0\%$
Test for overall effect: Z=0.58 (P=0.56)

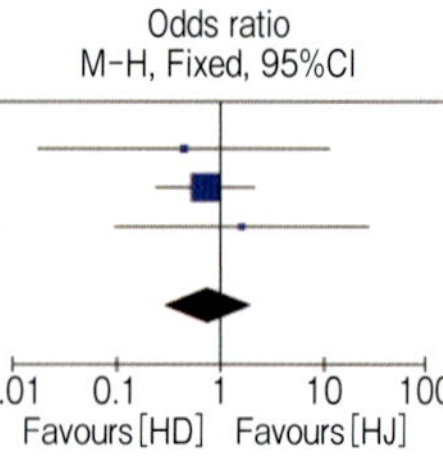

図 1　縫合不全

Study or Subgroup	Hepaticoduodenostomy Events	Hepaticoduodenostomy Total	Hepaticojejunostomy Events	Hepaticojejunostomy Total	Weight	Odds ratio M-H, Fixed, 95%CI
Narayanan SK, 2013	9	364	6	248	54.0%	1.02[0.36, 2.91]
Yeung F, 2020	0	21	5	33	32.8%	0.12[0.01, 2.30]
Ohyama K, 2021	0	8	2	15	13.2%	0.32[0.01, 7.45]
Total (95% CI)		393		296	100.0%	0.63[0.27, 1.51]
Total events:	9		13			

Heterogeneity: $Chi^2=2.20$, df=2 (P=0.33) ; $I^2=9\%$
Test for overall effect: Z=1.03 (P=0.30)

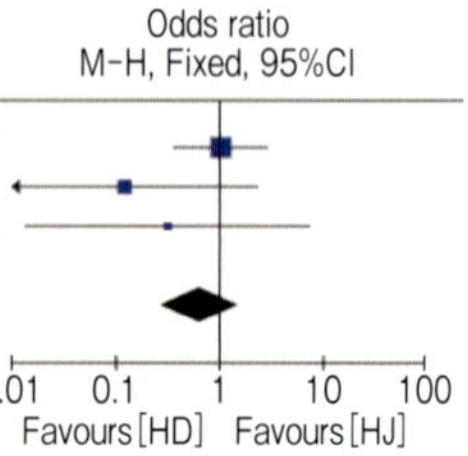

図 2　胆管炎

Study or Subgroup	Hepaticoduodenostomy Events	Hepaticoduodenostomy Total	Hepaticojejunostomy Events	Hepaticojejunostomy Total	Weight	Odds ratio M-H, Fixed, 95%CI
窪田ら, 2010	1	32	1	44	9.1%	1.39[0.08, 23.04]
Narayanan SK, 2013	4	330	3	204	40.9%	0.82[0.18, 3.71]
Yeung F, 2020	0	21	4	33	38.6%	0.15[0.01, 2.98]
Ohyama K, 2021	0	8	1	15	11.4%	0.57[0.02, 15.58]
Total (95% CI)		391		296	100.0%	0.59[0.20, 1.71]
Total events:	5		9			

Heterogeneity: $Chi^2=1.34$, df=3 (P=0.72) ; $I^2=0\%$
Test for overall effect: Z=0.98 (P=0.33)

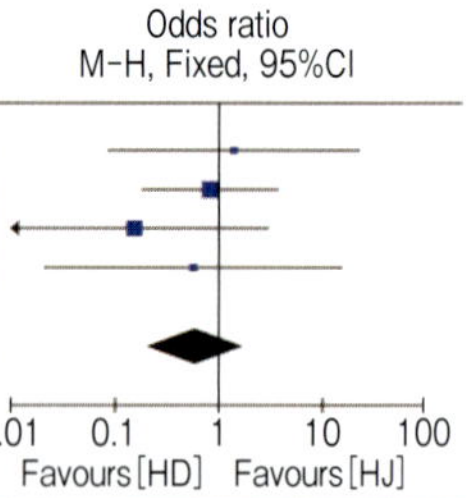

図 3　吻合部狭窄

Study or Subgroup	Hepaticoduodenostomy Events	Hepaticoduodenostomy Total	Hepaticojejunostomy Events	Hepaticojejunostomy Total	Weight	Odds ratio M-H, Fixed, 95%CI
窪田ら, 2010	1	32	8	44	62.7%	0.15[0.02, 1.23]
Narayanan SK, 2013	0	31	2	39	21.0%	0.24[0.01, 5.14]
Ohyama K, 2021	0	8	2	15	16.3%	0.32[0.01, 7.45]
Total (95% CI)		71		98	100.0%	0.19[0.04, 0.88]
Total events:	1		12			

Heterogeneity: $Chi^2=0.18$, df=2 (P=0.91) ; $I^2=0\%$
Test for overall effect: Z=2.12 (P=0.03)

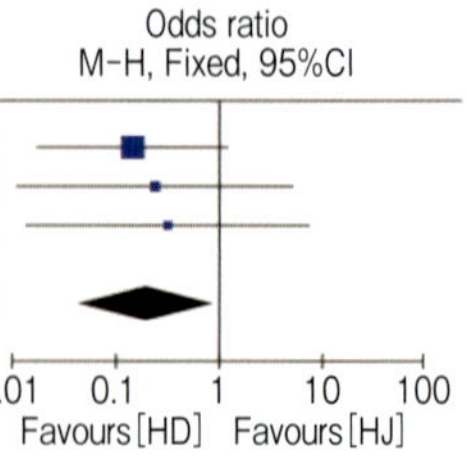

図 4　腸閉塞

そして腸閉塞が OR：0.19（95% CI：0.04-0.88, $P=0.03$）であった。肝管十二指腸吻合において胆管空腸吻合と比較し腸閉塞が有意に少ない結果であった。ただし，窪田ら[6)]の報告では胆管空腸吻合群の Roux-en Y 脚の挙上法にバラツキを認めることと肝管十二指腸吻合群の６例は腹腔鏡症例であることに注意を要する。

2）胆管消化管吻合部への内視鏡的アプローチの容易さ

肝管十二指腸吻合と胆管空腸吻合における内視鏡的アプローチを比較検討した論文は検索しうる限り認めなかった。再建腸管における内視鏡アプローチに関するシステマティックレビューでは，Anvariら[12]は再建腸管患者でのダブルバルーン小腸内視鏡によるERCPを検討した24研究1,523例についてメタ解析を行い，手技成功は93％（95% CI，88-97％）に得られ，偶発症は4％（95% CI，3-6％）と報告している。同様に，Tanisakaら[13]は再建腸管患者でのシングルバルーン小腸内視鏡によるERCPを検討した21研究1,227例についてメタ解析を行い，手技成功率と偶発症はそれぞれ75.8％（95% CI，71.0-80.3％），6.6％（95% CI，5.3-8.2％）であったと報告している。これらのメタ解析は胆管空腸吻合，Roux-en Y再建における内視鏡に限った報告ではないものの，近年医療機器の進歩により再建腸管における内視鏡的治療も十分に可能であることがうかがえる。

害の評価

1）胆汁の胃内逆流に伴う胃炎発生リスク

胆汁の胃内逆流による胃炎発生リスクに関して1編のメタ解析の論文が存在した。

Narayananら[8]の4編のメタ解析では，肝管十二指腸吻合術を施行した306例中18例（5.88％）で逆流/胃炎を認めたのに対し，胆管空腸吻合術では217例中0例だったとしている（OR：0.08；95% CI：－0.02-0.39，$P=0.002$）。

Yeung Fら[7]は肝管十二指腸吻合術と胆管空腸吻合術の症例で造影検査を行い，それぞれ21例中10例（48％）と15例中2例（13％）に胆管内への造影剤の逆流を認めたとしている（$P=0.02$）。

全例において内視鏡下の確認が行われているわけではなく，今後さらなる検討が必要ではあるが，肝管十二指腸吻合術におけるリスクとして注目すべき点といえる。

2）胆汁の胃内逆流に伴う発癌リスク

胆汁の胃内逆流による胃癌発生リスクに関して，二次スクリーニングの対象となった6編において癌の発生は認められなかった。ただし，術後観察期間は各論文間で異なり，とくに30年以上を超えるフォローアップ期間が確認できたのはOhyamaら[11]の1編のみであった。

しかしながら，膵・胆管合流異常症術後の胆道癌の報告は散見され，Yamachitaら[14]は総胆管拡張症術後47年目に発生した肝内胆管癌を報告しており，さらに長期的な経過を踏まえた検討が必要と考えられた。

また，肝管十二指腸吻合術と術式は異なるが，Hakamadaら[15]は108例の乳頭形成術後の長期合併症の検討のなかで，8例（7.4％）に胆管癌の発生を認めたと報告している。これは肝管十二指腸吻合術施行後にもみられる，胆管上皮が膵液を含む十二指腸内容物に曝露されることが胆管癌発生リスクを上昇させる可能性を示唆するものとして，今後のさらなる検討が必要と考えられる。

患者の価値観・希望

膵・胆管合流異常に対する肝外胆管切除術後の合併症（肝内結石や繰り返す胆管炎，消化管の逆流

症状など）は，長期にわたって患者の QOL を著しく低下させる可能性がある．そのため，患者は術後合併症の発生リスク，および発癌リスクの低い胆道再建法を望むと予想される．しかし，Roux-en Y 型空腸吻合と肝管十二指腸吻合の比較において，どちらか一方の術式を推奨するエビデンスはない現状であることから，患者に対する十分なインフォームドコンセントの下，胆道再建術式は各専門施設の判断にゆだねられると考えられる．

コスト評価と臨床適用性

　胆管十二指腸吻合は 1990 年代までは胆汁流出路が生理的，吻合が 1 ヵ所，術後腸閉塞が少ないなどの利点から広く行われていたが[16,17]，十二指腸内容の胆管への逆流による胆管炎，胆管癌あるいは胆汁の胃内逆流による胃炎，胃癌の発生が指摘され[18〜20]，表 1 のごとく減少している．しかし，最近 Roux-en Y 型胆管空腸吻合との比較検討が行われ，先に示した利点以外にも術後消化管内視鏡により処置が可能，腹腔鏡手術が行いやすい，発癌の危険性は空腸吻合と差がないなどの理由から十二指腸吻合が見直されている[6〜11]．しかし，再建術式の違いに焦点をあてた膵・胆管合流異常術後の長期予後に関する報告は少ない．晩期合併症とくに発癌については十分なエビデンスの蓄積は得られなかった．

　主な再建法である Roux-en Y 型空腸吻合と肝管十二指腸吻合のいずれか一方を推奨できるエビデンスはない一方で，多くの施設で Roux-en Y 型空腸吻合が採用されていること，ならびにエキスパートパネルによるコンセンサス形成により今回の推奨は作成された．今後は良質なエビデンスを構築できるような研究実施が必要である．

委員会投票結果

行うことを強く推奨する	行うことを弱く推奨する	行わないことを弱く推奨する	行わないことを強く推奨する
0%（14 名中 0 名）	0%（14 名中 0 名）	100%（14 名中 14 名）	0%（14 名中 0 名）

棄権者：なし

引用文献

1) Strong RW. Late bile duct cancer complicating biliary-enteric anastomosis for benign disease. Am J Surg 1999；177：472-474.(CS)
2) Tocchi A, Mazzoni G, Liotta G, et al. Late development of bile duct cancer in patients who had biliary-enteric drainage for benign disease：a follow-up study of more than 1,000 patients. Ann Surg 2001；234：210-214.(OS)
3) Todani T, Watanabe Y, Urushihara N, et al. Biliary complications after excisional procedure for choledochal cyst. J Pediatr Surg 1995；30：478-481.(OS)
4) 鈴木　裕，森　俊幸，百瀬博一，ほか．全国調査からみた肝内結石症のマネージメント．胆と膵 2020；

41：1457-1461.（EO）
5）大塚英郎, 吉田　寛, 元井冬彦, ほか. 成人の先天性胆道拡張症術後長期成績からみた肝内結石. 胆と膵 2008；29：921-925.（OS）
6）窪田昭男, 三谷泰之, 野村元成, ほか. 先天性胆道拡張症に対する胆道再建をどうすべきか　肝管十二指腸吻合を見直す. 胆と膵 2010；31：1307-1311.（OS）
7）Yeung F, Chung PHY, Wong KKY, et al. Biliary-enteric reconstruction with hepaticoduodenostomy following laparoscopic excision of choledochal cyst is associated with better postoperative outcomes：a single-centre experience. Pediatr Surg Int 2015；31：149-153.(OS)
8）Narayanan SK, Chen Y, Narasimhan KL, et al. Hepaticoduodenostomy versus hepaticojejunostomy after resection of choledochal cyst：a systematic review and meta-analysis. J Pediatr Surg 2013；48：2336-2342.(SR)
9）Santore MT, Behar BJ, Blinman TA, et al. Hepaticoduodenostomy vs hepaticojejunostomy for reconstruction after resection of choledochal cyst. J Pediatr Surg 2011；46：209-213.(OS)
10）Yeung F, Fung ACH, Chung PHY, et al. Short-term and long-term outcomes after Roux-en-Y hepaticojejunostomy versus hepaticoduodenostomy following laparoscopic excision of choledochal cyst in children. Surg Endosc 2020；34：2172-2177.(OS)
11）Ohyama K, Furuta S, Shima H, et al. Differences in post-operative complications after reconstruction for congenital biliary dilatation in a single institution-Roux-en-Y hepaticojejunostomy versus hepaticoduodenostomy. Pediatr Surg Int 2021；37：241-245.(OS)
12）Anvari S, Lee Y, Patro N, et al. Double-balloon enteroscopy for diagnostic and therapeutic ERCP in patients with surgically altered gastrointestinal anatomy：a systematic review and meta-analysis. Surg Endosc 2021；35：18-36.(SR)
13）Tanisaka Y, Ryozawa S, Mizuide M, et al. Status of single-balloon enteroscopy-assisted endoscopic retrograde cholangiopancreatography in patients with surgically altered anatomy：systematic review and meta-analysis on biliary interventions. Dig Endosc 2021；33：1034-1044.(SR)
14）Yamashita S, Arita J, Sasaki T, et al. Intrahepatic cholangiocarcinoma with intrahepatic biliary lithiasis arising 47 years after the excision of a congenital biliary dilatation：report of a case. Biosci Trends 2012；6：98-102.(CR)
15）Hakamada K, Sasaki M, Endoh M, et al. Late development of bile duct cancer after sphincteroplasty：a ten-to twenty-two-year follow-up study. Surgery 1997；121：488-492.(OS)
16）船曳孝彦, 菅谷　宏, 蓮見昭武, ほか. 端側型式による総胆管十二指腸吻合術の検討. 日消外会誌 1980；13：997-1007.（CS）
17）渡辺泰宏, 戸谷拓二, 土岐　彰, ほか. 治療・再建術式―とくに十二指腸吻合―. 船曳孝彦　編；膵・胆管合流異常―その Consensus と Controversy―. 東京：医学図書出版, 1997；333-336.（EO）
18）Todani T, Watanabe Y, Toki A, et al. Hilar duct carcinoma developed after cyst excision followed by hepaticoduodenostomy. In：Koyanagi Y, Aoki T eds：Pancreaticobiliary maljunction, Tokyo：Igaku Tosho, 2002；17-21.(CR)
19）Takada K, Hamada Y, Watanabe K, et al. Duodenogastric reflux following biliary reconstruction after excision of choledochal cyst. Pediatr Surg Int 2005；21：1-4.(OS)
20）Shimotakahara A, Yamataka A, Yanai T, et al. Roux-en-Y hepaticojejunostomy or hepaticoduodenostomy for biliary reconstruction during the surgical treatment of choledochal cyst：which is better? Pediatr Surg Int 2005；21：5-7.(OS)

CQ13 胆管穿孔を伴った症例に対し，一期的切除は推奨されるか？

● 胆管穿孔を伴った症例に対する一期的切除については，明確な推奨を提示し得ない。ただし，一期的切除が可能な症例もあることより，症例ごとの術式選択が必要と考えられる。
（推奨なし，エビデンスの確実性（強さ）：C（弱い））

<解説>

胆道穿孔に対する治療について，これまでのガイドラインでは「一次的に外胆道瘻造設術を行い，状態が安定した後，肝外胆道切除が行われることが安全と考えられている。」という記述で，推奨の強さなどは明示されていないものの，多期手術をすすめる内容だった。今回のガイドライン改訂にあたっては，前回ガイドライン作成以降の新たなエビデンスを集積することで，本臨床課題に対する最新の知見に沿った推奨を検討した。

これまでの報告とエビデンス

胆道穿孔の成因に関しては，膵・胆管合流異常が重要な役割を果たしている[1]。しかし，胆道穿孔の明確な機序は不明であり，その治療に対する標準術式は確定していない。

一般的には，緊急で一時的に外胆道瘻造設術を行い，状態が安定した後，胆道造影を施行して形態診断をする。その後二次的に肝外胆道切除を行うことが安全と考える意見が多い[2]。今回のガイドライン改訂では，前回のガイドライン作成以降の2011年以降の関連文献の検索を行った。本CQに関連する文献として検索の結果作成したPubMed 27件，医学中央雑誌1件，Cochrane Library 3件の文献リストに加えてハンドサーチ2件の合計33件において胆管穿孔を伴った症例に対する一期的切除の有用性についてスクリーニングを行った。2件[3,4]が二次スクリーニングの対象となった。ただし，胆管穿孔を伴った症例に対する一期的切除の有用性について検証可能な介入研究は認められなかった。

胆管穿孔を伴った症例に対する治療方針としては，①腹腔ドレナージのみ[5]，②穿孔部を通して胆道ドレナージ[6]，③チューブ胆道瘻の造設，④穿孔部縫合閉鎖[7]，⑤穿孔部に胆嚢パッチをあてて閉鎖[8]，⑥穿孔部に有茎胆嚢壁をパッチとして縫着し，総胆管にTチューブ挿入[9]，⑦胆嚢十二指腸吻合術あるいは胆嚢空腸吻合術[10]，⑧穿孔部が胆嚢なら胆嚢摘除術，胆管なら肝管空腸（十二指腸）吻合術[11]，⑨総胆管空腸（十二指腸）吻合術，⑩Tチューブ胆道瘻，⑪数ヵ月後に肝外胆道切除[12,13]，⑫全身状態に応じて肝外胆道切除[14]などさまざまな報告がある。今回新たに検討されたエビデンスでは，一期的手術を十分に安全に施行できる症例が一定の割合で存在していることを示していた。しかし，長期予後についてのエビデンスは十分とは言えないことを考慮すると，胆管穿孔発症から手術までの期間や胆汁性腹膜炎における全身状態などを考慮した症例ごとの術式選択が必要と考えられた。

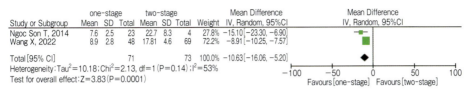

図 1　平均在院日数

　胆管穿孔を伴った総胆管拡張症における一期的手術と二期的手術を検討した論文は2編存在した。Wangら[3]は一期的手術48例，二期的手術69例の比較で，術後在院日数がそれぞれ8.9±2.8日と17.81±4.6日であり，一期的手術を行った群で有意（$P=<0.001$）に短かったと報告している。Ngoc Sonら[4]も一期的手術23例，二期的手術4例の比較で，同様に術後在院日数はそれぞれ7.6±2.5日と22.7±8.3日であり，一期的手術を行った群で非常に短かったと報告している（図1）。手術後合併症に関しては，Wangらは，胆汁瘻をそれぞれ2例（4.2％）と3例（4.3％），膵液瘻をそれぞれ0例と1例（1.4％），輸血を要する出血を21例（43.8％）と31例（44.9％）に認めたが両群間に有意差は認めなかったと報告している。一方で，Ngoc Sonらは両群において手術合併症は認めなかったと報告している。晩期合併症に関して，Wangらは，吻合部狭窄をそれぞれ1例（2.1％）と3例（4.3％），結石をそれぞれ6例（12.5％）と9例（13.0％）に認めたが両群間に有意差は認めなかったと報告している。一方で，Ngoc Sonらは両群において手術合併症は認めなかったと報告している。

益と害のバランス

　一期的切除の益としては，入院期間の短縮があげられ，二期的手術と比較して有意に入院期間が短いと考えられる。また，一期的手術により患者侵襲の低減も図られる。
　害としては，二期的切除と比べて安全性が損なわれることがあり，周術期および晩期合併症があげられる。しかし，これまでの報告では，合併症に差がなかったとされており，害が益を上回るかという点の評価は十分ではない。また出版バイアスが存在する可能性に留意する必要がある。

患者の価値観・希望

　患者は侵襲が少なく，在院期間が短い治療を希望すると考えられるが，その一方で安全性が高い治療として，多期手術を希望する場合も多いと考えられる。したがって一律に一期的切除を希望するかははっきりとしない。

コスト評価と臨床適用性

　一期的手術のほうが手術にかかわる費用軽減，在院期間の短縮により，コストとしては有利と考えられる。ただし，合併症発生時にはコストが増大することも懸念されることより，一期的切除はその確実性を考えると治療経験の多い専門施設での治療が望まれる。

委員会投票結果

行うことを強く推奨する	行うことを弱く推奨する	行わないことを弱く推奨する	行わないことを強く推奨する
0%（14名中0名）	29%（14名中4名）	43%（14名中6名）	0%（14名中0名）

棄権者：4名

引用文献

1) Ando K, Miyano T, Kohno S, et al. Spontaneous perforation of choledochal cyst：a study of 13 cases. Eur J Pediatr Surg 1998；8：23-25.(CS)
2) 鈴木孝明，漆原直人，福本弘二，ほか．胆道穿孔をきたした先天性胆道拡張症7例の臨床的検討．日小外会誌 2010；46：941-945．(CS)
3) Wang X, Gao K, Yan C, et al. Short- and intermediate-term evaluation of the initial definitive operation for perforated choledochal cysts compared to two-stage management. Eur J Trauma Emerg Surg 2022；48：1129-1135.(OS)
4) Ngoc Son T, Thanh Liem N, Manh Hoan V. One-staged or two-staged surgery for perforated choledochal cyst with bile peritonitis in children？ A single center experience with 27 cases. Pediatr Surg Int 2014；30：287-290.(CS)
5) Lilly JR, Weintraub WH, Altman RP. Spontaneous perforation of the extrahepatic bile ducts and bile peritonitis in infancy. Surgery 1974；75：664-673.(CS)
6) Davies PA, Elliot-Smith A. Bile peritonitis in infancy. Arch Dis Child 1955；30：174-176.(CS)
7) Snyder WH Jr, Chaffin L, Oettinger L. Cholelithiasis and perforation of the gallbladder in an infant, with recovery. J Am Med Assoc 1952；149：1645-1646.(CS)
8) 矢野博道，高宮紘士，溝手博義，ほか．小児の特発性胆道穿孔の臨床的検討．小児外科 1977；9：1180-1190．(CS)
9) Dunn DC, Lees VC. Spontaneous perforation of the common bile duct in infancy. Br J Surg 1986；73：929.(CS)
10) Howard ER, Johnston DI, Mowat AP. Spontaneous perforation of common bile duct in infants. Arch Dis Child 1976；51：883-886.(CS)
11) 今泉了彦，石田正統．小児特発性胆汁性腹膜炎について．小児診療 1969；32：945-956．(CS)
12) Todani T, Tabuchi K, Watanabe Y, et al. Perforated choledochal cyst in children. Z Kinderchir 1978；23：280-286.(CS)
13) Franga DL, Howell CG, Mellinger JD, et al. Single-stage reconstruction of perforated choledochal cyst：case report and review of the literature. Am Surg 2005；71：398-401.(CR)
14) 西村　透，文野誠久，岩渕敏久，ほか．胆道穿孔で発症した先天性胆道拡張症の1例．日小外会誌 2006；42：497-501．(CR)

Ⅳ. 治療　71

CQ14　膵・胆管合流異常/先天性胆道拡張症に対し，腹腔鏡下手術は推奨されるか？

● 膵・胆管合流異常/先天性胆道拡張症に対し，術後入院日数が短縮されることや術中出血量が減少されることにかんがみ腹腔鏡手術を行うことを提案する。
（推奨の強さ：弱い，エビデンスの確実性（強さ）：C（弱い））

〈解説〉

　膵・胆管合流異常/先天性胆道拡張症に対する根治術としての胆嚢・肝外胆管切除，胆道再建に対しては従来開腹手術が行われてきたが，2000年代より施設により腹腔鏡手術が施行されるようになった。腹腔鏡手術は2016年に保険収載され，さらに普及が進むことが予想される。腹腔鏡手術は創の小ささなどから低侵襲手術として好まれる傾向もあるが，疾患の根治性や合併症などを通じ，術式として推奨できるかを評価することは重要な課題であり，その根拠について検討した。

これまでの報告とエビデンス

　2015年に2本，2020年に1本の既存の系統的レビューが発表されたことが確認されたが，症例の重複などもありレビューとしての質に問題があると判断し，改めて開腹手術と腹腔鏡手術を比較検討した報告の系統的レビューを行った[1~3]。系統的レビューで集積された報告は，そのほとんどが小児を対象にしており，術式も肝管空腸吻合を対象としたものがほとんどであり肝管十二指腸吻合に関して開腹手術と腹腔鏡手術を比較したものはわずかであった[4,5]。以上より，系統的レビューとしては小児における肝管空腸吻合による再建を行ったものを取り上げ，推奨の対象も限定されたものとした。系統的レビューでは，RCTはエビデンスの質としては非常に低いものを一つ検索し得たのみであった[6]。観察研究では13本の報告が抽出されメタアナリシスを行った（図1~5）[4,7~18]。アウトカムとして手術合併症，術後在院日数，晩期合併症，手術時間，出血量を設定した。メタアナリシスの結果，手術合併症には統計学的有意差を認めず，手術時間は腹腔鏡では長かった一方，入院期間は腹腔鏡が短く出血量も少なかった。晩期合併症は腹腔鏡で少なかったが，これはフォロー期間の差が影響していると考えられた。いずれのアウトカムもバイアスリスクや非一貫性，精密性の欠如などによりエビデンスの質としては低い，もしくは非常に低いと評価された。以上の結果より，重要アウトカムである術後合併症や術後在院日数では開腹手術と比較して腹腔鏡手術が優位であることが示唆された。

　成人症例に関しては，現時点で開腹と腹腔鏡の比較検討が非常に少なく[19]，評価をするには十分ではない。

　近年ロボット支援下胆道拡張症根治術が報告されるようになってきた。ロボット支援下手術も内視鏡手術の一形態と考えられる。本邦でも小児，成人領域よりそれぞれ報告が出ており，肝管空腸吻合におけるロボット支援手術の有用性が示唆されている[20,21]。中国など症例数の多いアジア諸国を中心

に多数例での報告もなされており，腹腔鏡手術と比べ遜色のない安全性が示されている[22]。我が国では2022年よりロボット支援下の先天性胆道拡張症根治術が保険収載されたこともあり，今後症例数は増えていくものと思われる。費用面や対応できる施設が限られるなどの問題は残るが，今後のさらなる評価が待たれる。

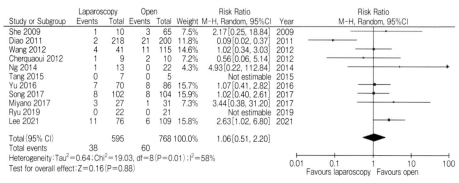

	Laparoscopy		Open			Risk Ratio	
Study or Subgroup	Events	Total	Events	Total	Weight	M-H, Random, 95%CI	Year
She 2009	1	10	3	65	7.5%	2.17[0.25, 18.84]	2009
Diao 2011	2	218	21	200	11.8%	0.09[0.02, 0.37]	2011
Wang 2012	4	41	11	115	14.6%	1.02[0.34, 3.03]	2012
Cherquaoui 2012	1	9	2	10	7.2%	0.56[0.06, 5.14]	2012
Ng 2014	1	13	0	22	4.3%	4.93[0.22, 112.84]	2014
Tang 2015	0	7	0	5		Not estimable	2015
Yu 2016	7	70	8	86	15.7%	1.07[0.41, 2.82]	2016
Song 2017	8	102	8	104	15.9%	1.02[0.40, 2.61]	2017
Miyano 2017	3	27	1	31	7.3%	3.44[0.38, 31.20]	2017
Ryu 2019	0	22	0	21		Not estimable	2019
Lee 2021	11	76	6	109	15.8%	2.63[1.02, 6.80]	2021
Total (95% CI)		595		768	100.0%	1.06[0.51, 2.20]	
Total events	38		60				

Heterogeneity: $Tau^2=0.64$; $Chi^2=19.03$, df=8 (P=0.01); $I^2=58\%$
Test for overall effect: Z=0.16 (P=0.88)

図 1　アウトカム 1　周術期合併症

	Laparoscopy			Open				Mean Difference	
Study or Subgroup	Mean	SD	Total	Mean	SD	Total	Weight	IV, Random, 95%CI	Year
Aspelund 2007	9.5	5.8	4	6.8	3	12	3.2%	2.70[−3.23, 8.63]	2007
Diao 2011	7.41	2.39	218	9.94	3.41	200	21.7%	−2.53[−3.11, −1.95]	2011
Cherquaoui 2012	12.7	8.3	9	7.9	2.4	10	3.5%	4.80[−0.82, 10.42]	2012
Wang 2012	7.2	1.6	41	10.3	2.6	115	21.2%	−3.10[−3.78, −2.42]	2012
Tang 2015	14.4	4.6	7	13.6	2.2	5	6.3%	0.80[−3.12, 4.72]	2015
Song 2017	7.5	2.7	102	9.6	5.5	104	18.5%	−2.10[−3.26, −0.92]	2017
Ryu 2019	10.8	5	22	9.9	5.5	21	8.4%	0.90[−2.25, 4.05]	2019
Lee 2021	8.8	4.2	76	8.7	5.5	109	17.1%	0.10[−1.30, 1.50]	2021
Total (95% CI)			479			576	100.0%	−1.19[−2.34, −0.04]	

Heterogeneity: $Tau^2=0.50$; $Chi^2=32.53$, df=7 (P<0.0001); $I^2=78\%$
Test for overall effect: Z=2.04 (P=0.04)

図 2　アウトカム 2　術後入院日数

	Laparoscopy		Open			Risk Ratio	
Study or Subgroup	Events	Total	Events	Total	Weight	M-H, Random, 95%CI	Year
She 2009	2	10	10	65	13.8%	1.30[0.33, 5.09]	2009
Diao 2011	4	218	61	200	16.6%	0.06[0.02, 0.16]	2011
Wang 2012	0	41	5	115	6.2%	0.25[0.01, 4.44]	2012
Cherquaoui 2012	0	9	0	10		Not estimable	2012
Ng 2014	0	13	5	22	6.3%	0.15[0.01, 2.50]	2014
Yu 2016	5	70	16	86	16.9%	0.38[0.15, 1.00]	2016
Miyano 2017	2	27	3	31	11.4%	0.77[0.14, 4.25]	2017
Song 2017	2	102	9	104	12.8%	0.23[0.05, 1.02]	2017
Ryu 2019	0	22	5	21	6.3%	0.09[0.01, 1.48]	2019
Lee 2021	1	76	13	109	9.7%	0.11[0.01, 0.83]	2021
Total (95% CI)		588		763	100.0%	0.25[0.11, 0.58]	
Total events	16		127				

Heterogeneity: $Tau^2=0.86$; $Chi^2=18.95$, df=8 (P=0.02); $I^2=58\%$
Test for overall effect: Z=3.22 (P=0.001)

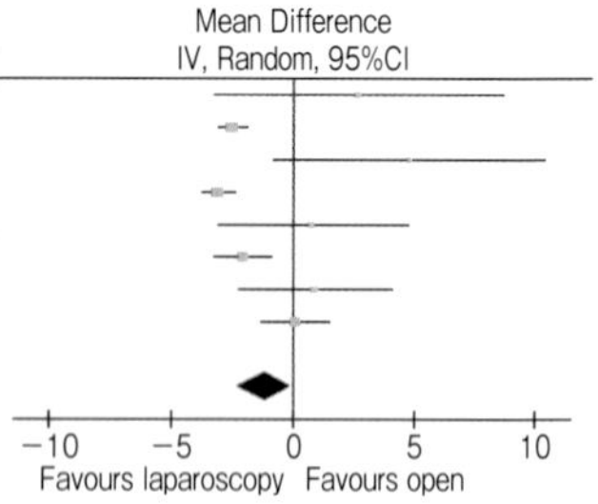

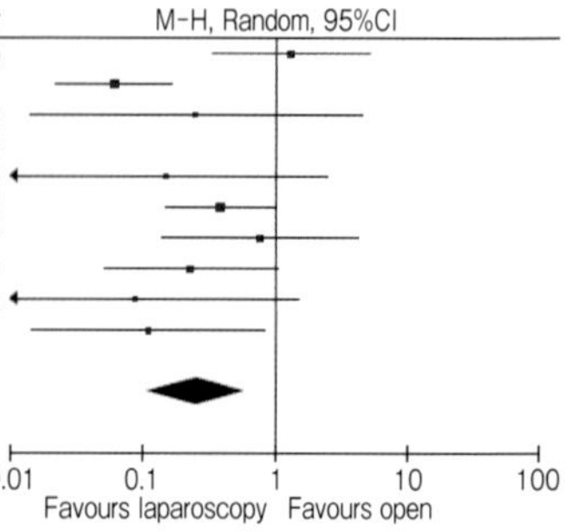

図 3　アウトカム 3　遠隔期合併症

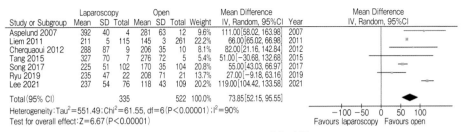

図4 アウトカム4 手術時間

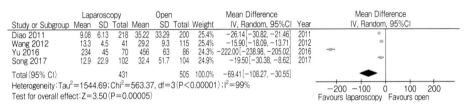

図5 アウトカム5 術中出血量

益と害のバランス

内視鏡手術の益として，術後合併症や術後在院日数では開腹手術と比較して腹腔鏡手術が優位であることがあげられる。

害としては，手術時間の延長があげられる。ただし，腹腔鏡手術の普及のタイミングを考えると，晩期合併症に関してはフォロー期間が十分でない研究が多い。

患者の価値観・希望

患者は合併症などに差がないのであれば，より低侵襲な治療を望むと考えられる。また，腹腔鏡手術では創が小さいことが強調されることも多い。膵・胆管合流異常/先天性胆道拡張症は比較的若年で発見され手術が必要になることも多く，整容面で腹腔鏡手術を希望される場面もあるかもしれない。

コスト評価と臨床適用性

コストとしては，腹腔鏡手術のほうが多くのデバイスを用いることからコスト増となることが予想される。

腹腔鏡下胆道拡張症根治術はいわゆる高難度手術にカテゴライズされ，施設間で手術成績が一定しない可能性もあること，リソースの関係でどの施設でも施行できるわけではないという本邦の現状もかんがみる必要はある。現時点では経験の多い専門施設での治療が望ましく，状況に応じて開腹手術が選択されるべき場面もあると思われる。

委員会投票結果

行うことを強く推奨する	行うことを弱く推奨する	行わないことを弱く推奨する	行わないことを強く推奨する
0%（14名中0名）	100%（14名中14名）	0%（14名中0名）	0%（14名中0名）

棄権者：なし

引用文献

1) Zhen C, Xia Z, Long L, et al. Laparoscopic excision versus open excision for the treatment of choledochal cysts : a systematic review and meta-analysis. Int Surg 2015；100：115-122.(SR, MA)
2) Shen HJ, Xu M, Zhu HY, et al. Laparoscopic versus open surgery in children with choledochal cysts : a meta-analysis. Pediatr Surg Int 2015；31：529-534.(MA)
3) Sun R, Zhao N, Zhao K, et al. Comparison of efficacy and safety of laparoscopic excision and open operation in children with choledochal cysts : a systematic review and update meta-analysis. PLoS ONE 2020；15：e0239857.(SR, MA)
4) Liem NT, Pham HD, Vu HM. Is the laparoscopic operation as safe as open operation for choledochal cyst in children? J Laparoendosc Adv Surg Tech A 2011；21：367-370.(OS)
5) Santore MT, Deans KJ, Behar BJ, et al. Laparoscopic hepaticoduodenostomy versus open hepaticoduodenostomy for reconstruction after resection of choledochal cyst. J Laparoendosc Adv Surg Tech A 2011；21：375-378.(OS)
6) Qu X, Cui L, Xu J. Laparoscopic surgery in the treatment of children with choledochal cyst. Pak J Med Sci 2019；35：807-811.(RCT)
7) Aspelund G, Ling SC, Ng V, et al. A role for laparoscopic approach in the treatment of biliary atresia and choledochal cysts. J Pediatr Surg 2007；42：869-872.(OS)
8) She WH, Chung HY, Lan LCL, et al. Management of choledochal cyst : 30 years of experience and results in a single center. J Pediatr Surg 2009；44：2307-2311.(OS)
9) Diao M, Li L, Cheng W. Laparoscopic versus open Roux-en-Y hepatojejunostomy for children with choledochal cysts : intermediate-term follow-up results. Surg Endosc 2011；25：1567-1573.(OS)
10) Cherqaoui A, Haddad M, Roman C, et al. Management of choledochal cyst : evolution with antenatal diagnosis and laparoscopic approach. J Minim Access Surg 2012；8：129-133.(OS)
11) Wang B, Feng Q, Mao JX, et al. Early experience with laparoscopic excision of choledochal cyst in 41 children. J Pediatr Surg 2012；47：2175-2178.(OS)
12) Ng JL, Salim MT, Low Y. Mid-term outcomes of laparoscopic versus open choledochal cyst excision in a tertiary pediatric hospital. Ann Acad Med Singap 2014；43：220-224.(OS)
13) Tang W, Dong K, Liu G, et al. The clinical characters of congenital choledochal cysts in perinatal patients : a retrospective analysis in a single institution. Am J Perinatol 2015；32：853-858.(OS)
14) Yu BH, Lin F. Clinical effects in resection of congenital choledochal cyst of children and jejunum Roux-Y anastomosis by laparoscope. Eur Rev Med Pharmacol Sci 2016；20：4530-4534.(OS)
15) Miyano G, Koyama M, Miyake H, et al. Comparison of laparoscopic hepaticojejunostomy and open hepaticojejunostomy. Can stenosis of the hilar hepatic duct affect postoperative outcome? Asian J Endosc Surg 2017；10：295-300.(OS)
16) Song G, Jiang X, Wang J, et al. Comparative clinical study of laparoscopic and open surgery in children with choledochal cysts. Saudi Med J 2017；38：476-481.(OS)

17) Ryu HS, Lee JY, Kim DY, et al. Minimally-invasive neonatal surgery：laparoscopic excision of choledochal cysts in neonates. Ann Surg Treat Res 2019；97：21-26.(OS)
18) Lee C, Byun J, Ko D, et al. Comparison of long-term biliary complications between open and laparoscopic choledochal cyst excision in children. Ann Surg Treat Res 2021；100：186-192.(OS)
19) Wang DC, Liu ZP, Li ZH, et al. Surgical treatment of congenital biliary duct cyst. BMC Gastroenterol 2012；12：29.(OS)
20) Koga H, Murakami H, Ochi T, et al. Comparison of robotic versus laparoscopic hepaticojejunostomy for choledochal cyst in children：a first report. Pediatr Surg Int 2019；35：1421-1425.(OS)
21) Morikawa T, Ohtsuka H, Takadate T, et al. Laparoscopic and robot-assisted surgery for adult congenital biliary dilatation achieves favorable short-term outcomes without increasing the risk of late complications. Surg Today 2022；52：1039-1047.(OS)
22) Xie S, Huang Y, He Y, et al. Outcomes and comparisons of pediatric surgery about choledochal cyst with robot-assisted procedures, laparoscopic procedures, and open procedures：a meta-analysis. Front Pediatr 2022；10：968960.(MA)

FRQ1 戸谷Ⅳ-A 型に対し，肝切除は推奨されるか？

● 肝萎縮や片葉に限局した肝内結石を合併したⅣ-A 症例では肝切除も考慮すべきだが，肝切除の付加が術後の肝内結石や異時性発癌を減少させる明確なエビデンスはない。全国集計などの解析が待たれる。

<解説>

　戸谷Ⅳ-A 型に対する肝切除に関する報告は小規模な後ろ向き研究のみである。64 例の成人Ⅳ-A 型に対し，肝外胆管切除 35 例と肝切除 29 例を比較した研究では，肝切除群で有意に術後の狭窄および肝内結石の発生率が低かった[1]。癌の発生に関しては，He ら[2]は 139 例のⅠ型と 53 例のⅣ-A 型を集計し，Ⅰ型では 5.8%（8/139），Ⅳ-A 型では 11.3%（6/53）と高率であったと報告している。本邦からもⅣ-A 型は術後胆管炎や結石，肝膿瘍を高率（20.6%，7/34 例）に引き起こすので肝切除も選択肢の一つであるとの意見もみられる[3]。

　一方で肝切除を行わなくても，肝内や肝門の胆管狭窄部を把握し，その解除と胆管形成により狭窄や肝内結石の予防は可能とする報告もある[4]。また，Ⅳ-A 型に肝切除を付加した症例で残肝の異時性発癌や肝内結石の発生率が低くなることは証明できていない。

　以上のように，肝萎縮や片葉に限局した肝内結石を合併したⅣ-A 症例では肝切除も考慮すべきだが明確なエビデンスはなく，統一した見解は得られていない。

引用文献

1) Zheng X, Gu W, Xia H, et al. Surgical treatment of type Ⅳ-A choledochal cyst in a single institution：children vs. adults. J Pediatr Surg 2013；48：2061-2066.(CS)
2) He XD, Wang L, Liu W, et al. The risk of carcinogenesis in congenital choledochal cyst patients：an analysis of 214 cases. Ann Hepatol 2014；13：819-826.(CS)
3) Takeshita N, Ota T, Yamamoto M. Forty-year experience with flow-diversion surgery for patients with congenital choledochal cysts with pancreaticobiliary maljunction at a single institution. Ann Surg 2011；254：1050-1053.(CS)
4) 大谷和広，千々岩一男．Ⅳ-A 型拡張症に対する治療方針．青木達哉，土田明彦　編．膵・胆管合流異常の新たな展開．―概念，疫学，診断，治療の総点検―．東京：医学図書出版，2011；139-147．(EO)

BQ10 術後早期と晩期合併症にはどのようなものがあり，またその頻度は？

● 早期合併症には縫合不全，膵液瘻などがあり頻度は10％程度で，晩期合併症には胆管炎・肝内結石や膵石・膵炎，遺残胆管癌などがあり頻度は報告により異なる。

＜解説＞

胆管切除，肝管空腸（十二指腸）吻合術後早期の合併症としては出血や創部感染などの一般的な手術関連合併症の他に吻合部の縫合不全，膵内胆管剝離に伴う膵液瘻，イレウスなどがある。術後早期の合併症頻度は合わせて10％以下とする報告が多い[1]。

晩期合併症には胆管炎・肝内結石や膵石・膵炎，遺残胆管癌や癒着性腸閉塞などがある。遺残胆管癌に関しては他項で述べる。フォロー期間による違いもあるが胆管炎・肝内結石の発生頻度は1.8％から25.6％と幅広く報告されており，手術時の肝門部肝管の形成や肝内胆管狭窄の解除が発生の減少に有用であるとする報告もある[2〜4]。近年腹腔鏡手術が広く行われるようになり，今後は腹腔鏡手術における晩期合併症の評価が待たれる。

引用文献

1) Sun R, Zhao N, Zhao K, et al. Comparison of efficacy and safety of laparoscopic excision and open operation in children with choledochal cysts: a systematic review and update meta-analysis. PLoS ONE 2020; 15: e0239857.(SR)
2) Ono S, Fumino S, Shimadera S, et al. Long-term outcomes after hepaticojejunostomy for choledochal cyst: a 10- to 27-year follow-up. J Pediatr Surg 2010; 45: 376-378.(OS)
3) Urushihara N, Fukumoto K, Fukuzawa H, et al. Long-term outcomes after excision of choledochal cysts in a single institution: operative procedures and late complications. J Pediatr Surg 2012; 47: 2169-2174.(OS)
4) Tanaka Y, Tainaka T, Sumica W, et al. The efficacy of resection of intrahepatic bile duct stenosis-causing membrane or septum for preventing hepaticolithiasis after choledochal cyst excision. J Pediatr Surg 2017; 52: 1930-1933.(OS)

BQ11 膵・胆管合流異常/先天性胆道拡張症術後の胆管癌発生頻度は，一般人と変わらないか？

● 多数例の報告は少ないが，胆管切除後の発癌リスクは25年で10%程度とする報告もあり，我が国の生涯累積罹患リスクと比較すると高いと考えられる。

<解説>

　胆嚢摘出のみを行った胆管非拡張型膵・胆管合流異常の術後胆管癌発生に関してはCQ7で述べられているため，ここでは胆管切除後の遺残胆管癌について述べる。

　我が国の胆嚢癌・胆管癌を合計した胆道癌の生涯累積罹患リスクは男性1.5%，女性1.3%であり，70歳以降で急速に罹患が増加する[1]。膵・胆管合流異常/先天性胆道拡張症術後の胆管癌発生頻度を超長期間にわたり多数例で評価した報告はほとんどない。ごく少数例ではあるが，術後15年での発生が1.6%，20年では3.9%，25年では11.3%となる報告もあり，長期のフォローアップによりさらに頻度は高くなるものと推測される[2]。また，術後胆管癌発生例は戸谷分類Ⅳ-Aの先天性胆道拡張症に多いことが報告されている[3]。これらの報告を踏まえると膵・胆管合流異常/先天性胆道拡張症術後の胆管癌発生頻度は一般人と比べて高いと考えられる。今後多数例によるより長期間のフォロー結果の集積が望まれる。

引用文献

1) 国立がんセンター　最新がん統計．https://ganjoho.jp/reg_stat/statistics/stat/summary.html
2) Ohashi T, Wakai T, Kubota M, et al. Risk of subsequent biliary malignancy in patients undergoing cyst excision for congenital choledochal cysts. J Gastroenterol Hepatol 2013；28：243-247.(OS)
3) 阪本卓也，富丸慶人，小林省吾，ほか：先天性胆道拡張症術後13年目に発生した肝門部胆管癌の1例．日臨外会誌 2014；75：1402-1406.（CR）

CQ15 胆管切除後の肝内結石や胆管炎に再手術に先立って内視鏡的治療を行うことは推奨されるか？

● 胆管切除後の肝内結石や胆管炎に対する内視鏡的治療が有効である病態はあると考えられるが，確実な効果を得られる適応については現時点で明確な推奨はできない。
（推奨の強さ：弱い，エビデンスの確実性（強さ）：D（非常に弱い））

<解説>

膵・胆管合流異常に対する肝外胆管切除後の重要な合併症として肝内結石や反復する胆管炎がある。これらの合併症の原因として，吻合部狭窄や肝内胆管の狭窄，肝内胆管拡張の遺残による胆汁うっ滞があることが多い。治療として結石の除去のみならず狭窄部の解除が必要となるが，その方法として経皮的・内視鏡的な砕石・狭窄解除と再手術がある。再手術は確実に狭窄部の解除を行うことのできる definitive treatment と考えられるが，どのような場面で手術に先んじて内視鏡治療を行うことが推奨されるかは臨床上の重要な問題である。

これまでの報告とエビデンス

肝内結石や反復する胆管炎の頻度としては長期フォロー例の2%から7.5%程度と報告されている[1,2]。今回の系統的レビューで検索し得た限りケースシリーズとして内視鏡治療および再手術の各アプローチの治療経験を報告したものはあるが，治療法ごとの比較検討を行ったものは確認できなかった。現状では患者の状態，各施設の状況に応じて個々の症例ごとにアプローチが決定されている状況であると思われる。

非手術アプローチには経皮経肝的に狭窄部のバルーン拡張を行うものに加えて，近年ではダブルバルーン内視鏡によるアプローチも報告されている[3〜6]。肝管空腸吻合の吻合部狭窄に対するバルーン拡張の奏効率は81%で，19%の患者では手術が必要であったという報告がある。また，膵・胆管合流異常特有の病態として肝内胆管の索状・膜様狭窄が胆管炎や結石の原因となっている症例ではバルーン内視鏡による治療の奏効率が下がることを示唆する研究もあり，6例の肝管空腸吻合部狭窄の患者すべてで1回もしくは2回のバルーン内視鏡下拡張術で狭窄解除が可能であった一方，15例の肝内胆管狭窄の残存例では41.2%の患者で3回以上のバルーン内視鏡が必要であり，最終的に26.7%の患者では肝切除を必要としたと報告している[6]。吻合部狭窄など内視鏡治療が有効である病態が一定数あると考えられるが，確実な治療効果を得るための適応についてはさらなる知見の蓄積が必要である。

手術による介入としては，肝管腸管吻合部の狭窄解除（再吻合），残存肝内胆管狭窄の解除，肝切除などがある[2,7]。近年では肝管腸管吻合の再建を腹腔鏡下に行った報告もある[8]。症例数は多くないが，

再手術により吻合部狭窄や肝内胆管狭窄はいずれも改善し術後問題となった症例はないとする報告は多い[2,7,8]。一方で再手術を行った吻合部狭窄5例中1例，肝内胆管狭窄3例中1例で狭窄や結石の再発を認めたとする報告もある[9]。

益と害のバランス

益としては炎症既往のある組織を扱う再手術における侵襲，合併症のリスクを回避できる点がある。

害としては内視鏡治療が複数回の治療を要し，最終的に手術が必要となることがあるのに対して，手術は単回での治療により症状改善の効果が期待できることがあげられる。

益が害を上回るかについては十分な評価はない。

患者の価値観・希望

多くの患者は負担の少ない低侵襲の治療を希望すると考えられるが，肝内結石，胆管炎などの症状改善も必要であり，治療効果上必要であれば外科治療を希望する場合もあると考えられる。

コスト評価と臨床適用性

外科治療に比べて，内視鏡治療のほうが多くのデバイスが必要であり，治療を繰り返すことがあるため，コストがかかると考えられる。外科治療は非定型的かつ難易度の高い再手術となるため，その安全かつ確実な施行のためには専門施設での治療が望まれる。

委員会投票結果

行うことを強く推奨する	行うことを弱く推奨する	行わないことを弱く推奨する	行わないことを強く推奨する
0%（14名中0名）	100%（14名中14名）	0%（14名中0名）	0%（14名中0名）

棄権者：なし

引用文献

1) Ono S, Fumino S, Shimadera S, et al. Long-term outcomes after hepaticojejunostomy for choledochal cyst: a 10- to 27-year follow-up. J Pediatr Surg 2010; 45: 376-378.(OS)
2) Urushihara N, Fukumoto K, Fukuzawa H, et al. Long-term outcomes after excision of choledochal cysts in a single institution: operative procedures and late complications. J Pediatr Surg 2012; 47: 2169-2174.(OS)
3) Zhu JQ, Li XL, Kou JT, et al. Bilioenteric anastomotic stricture in patients with benign and malignant tumors: prevalence, risk factors and treatment. Hepatobiliary Pncreat Dis Int 2017; 16: 412-417. (OS)
4) Nguyen HV, Do DH, Nguyen HV, et al. Treatment of complex complications after choledochal cyst resection by multiple minimal invasive therapies: a case report. Int J Surg Case Rep 2020; 73: 130-133.

(CR)

5) Ono S, Maeda K, Baba K, et al. The efficacy of double-balloon enteroscopy for intrahepatic bile duct stones after Roux-en-Y hepaticojejunostomy for chledochal cysts. Pediatr Surg Int 2013；29：1103-1107.(CR)
6) Shirota C, Kawashima H, Tainaka T, et al. Double-balloon endoscopic retrograde cholangiography can make a reliable diagnosis and good prognosis for postoperative complications of congenital biliary dilatation. Sci Rep 2021；11：11052.(OS)
7) Sheng Q, Lv Z, Xu W, et al. Reoperation after cyst excision with hepaticojejunostomy for choledochal cysts：our experience in 18 cases. Med Sci Monit 2017；23：1371-1377.(CS)
8) Diao M, Li L, Cheng W. Recurrence of biliary tract obstructions after primary laparoscopic hepaticojejunostomy in children with choledochal cysts. Surg Endosc 2016；30：3910-3915.(CS)
9) 木村臣一，高倉範尚，漆原直人，ほか．先天性胆道拡張症の分流手術後に発生した肝内結石症に対する再手術症例の検討．胆と膵 2000；21：905-911．(CS)

CQ16 胆管切除後の膵内結石や膵炎に再手術が内視鏡治療に比較して推奨されるか？

● 胆管切除後の膵内結石や膵炎に対する再手術は合併症発生率が高いが再発率は低い，一方で内視鏡治療は手技に伴う合併症発生率は低いが再発率が高い報告がある。現時点では症例集積が少ないため，明確な推奨は困難である（患者の価値観を重視して実施すべきであろう）。
（推奨なし，エビデンスの確実性（強さ）：D（非常に弱い））

＜解説＞
　初回手術の際に囊胞の一部（膵内胆管）を遺残させると蛋白栓が形成され，膵液の流出が障害され膵炎症状を呈することがある。胆管切除後の膵内結石や膵炎に再手術が内視鏡治療に比較して推奨されるかについて検討した。

これまでの報告とエビデンス
　結石の主成分は炭酸・脂肪酸カルシウムである。Takeshita ら[1]によれば，膵炎または膵石の頻度は 4.9％（7/144）であった。Urushihara ら[2]は 2.9％（4/138）と報告している。従来は再手術による膵内胆管の切除[2〜5]や膵頭十二指腸切除術[6]が行われてきた。開腹乳頭形成術によって蛋白栓の摘出を行った報告もある[7]。吾妻ら[6]は，術後膵頭部における膵液の流出障害による膵石形成症例を 8 例集計した。このうち 7 例に膵頭十二指腸切除が行われ，膵炎症状がなかった 1 例のみに遺残膵内胆管の切除が行われた。遺残囊胞が膵外から透見できるときには摘出は比較的容易であるが主膵管損傷に注意する。遺残囊胞が膵内深くに存在するときには術中内視鏡によって乳頭からバルーン付きカテーテルを挿入して遺残囊胞内で拡張させ，触診と術中超音波検査によって遺残囊胞を同定し摘出する方法をすすめるものもある[5]。遺残膵内胆管切除後の短期成績は施行される術式に依存するが，Xia ら[8]によれば遺残膵内胆管切除を施行された 35 例中 5 例に術後合併症が発生したと報告している（膵液瘻 3 例，創傷治癒遅延 2 例）。長期成績については 91％が良好であったと報告されている。
　近年では内視鏡治療の進歩が目覚ましく，膵石の内視鏡的摘出が行われることが徐々に増えている[7,9〜11]。Koshinaga ら[7]は内視鏡的蛋白栓摘出を行った 1 例は経過良好と報告し，Chiba ら[9]の 1 例では摘出後にブロムヘキシン塩酸塩の投与が行われ経過良好と報告され，Kim ら[10]は 2 例報告し，追跡期間は短いものの無再発と報告した。Ende ら[11]は内視鏡的膵石摘除を行った 8 例を集計した。彼らは乳頭切開とバルーン拡張を併用しているが 8 例中 4 例において膵石が再発したと報告している。このように内視鏡的膵石摘除は原因治療ではないため膵石の再発頻度が高いことが推定される。

益と害のバランス

　益としては膵石の再発頻度が少ないこと，あるいはその発生母地を切除してしまうと再発そのものがなくなることがあげられる。また，遺残膵内胆管からの発癌に対する予防治療にもなりうる。

　害としては，手術に伴う侵襲とその合併症である。とくに膵頭十二指腸手術の追加は高度侵襲手術となる。益が害を上回るかについては十分な評価はない。

患者の価値観・希望

　多くの患者は負担の少ない低侵襲の治療を希望すると考えられるが，膵炎などの症状改善も必要であり，治療効果上必要であれば外科治療を希望する場合もあると考えられる。

コスト評価と臨床適用性

　外科治療に比べて，内視鏡治療のほうが多くのデバイスが必要であり，治療を繰り返すことがあるため，コストがかかると考えられる。非定型的かつ難易度の高い再手術となるため，その安全かつ確実な施行のためには専門施設での治療が望まれる。

委員会投票結果

行うことを強く推奨する	行うことを弱く推奨する	行わないことを弱く推奨する	行わないことを強く推奨する
0％（14名中0名）	21％（14名中3名）	57％（14名中8名）	0％（14名中0名）

棄権者：3名

引用文献

1) Takeshita N, Ota T, Yamamoto M. Forty-year experience with flow-diversion surgery for patients with congenital choledochal cysts with pancreaticobiliary maljunction at a single institution. Ann Surg 2011；254：1050-1053.(CS)
2) Urushihara N, Fukumoto K, Fukuzawa H, et al. Long-term outcomes after excision of choledochal cysts in a single institution：operative procedures and late complications. J Pediatr Surg 2012；47：2169-2174.(CS)
3) 安藤久實，伊藤喬廣，新実紀二，ほか．拡張胆管切除後に肝内結石と膵内遺残胆管内結石を生じた先天性胆道拡張症の1例．外科診療 1988；30：1621-1622.（CR）
4) Koshinaga T, Hoshino M, Inoue M, et al. Pancreatitis complicated with dilated choledochal remnant after congenital choledochal cyst excision. Pediatr Surg Int 2005；21：936-938.(CS)
5) 杉藤公信，越永従道，井上幹也，ほか．先天性胆道拡張症術後遺残胆管に対する手術．小児外科 2005；37：1089-1093.（CS）
6) 吾妻　司，吉川達也，今泉俊秀，ほか．先天性胆道拡張症術後の胆管炎および膵炎の原因と対策．日消外会誌 1997；30：1839-1846.（CS）
7) Koshinaga T, Wakabayashi K, Inoue M, et al. Pancreatitis after a primary and secondary excision of con-

genital choledochal cysts. Surg Today 2006 ; 36 : 686-691.(CS)
8) Xia HT, Yang T, Liang B, et al. Treatment and outcomes of adults with remnant intrapancreatic choledochal cysts. Surgery 2016 ; 159 : 418-425.(CS)
9) Chiba K, Kamisawa T, Egawa N. Relapsing acute pancreatitis caused by protein plugs in a remnant choledochal cyst. J Hepatobiliary Pancreat Sci 2010 ; 17 : 729-730.(CR)
10) Kim E, Kang MH, Lee J, et al. Two cases of plug or stone in remnant intrapancreatic choledochal cysts treated with endoscopic retrograde cholangiopancreatography. Clin Endosc 2017 ; 50 : 504-507.(CR)
11) Ende AR, Irani S, Kozarek RA. Symptomatic pancreatic duct stones in the disconnected bile duct : a case series. Pancreatology 2017 ; 17 : 51-54.(CS)

Ⅴ．術後合併症

V. 術後合併症

CQ17 膵・胆管合流異常/先天性胆道拡張症術後は，一生涯にわたる観察期間が推奨されるか？

● 膵・胆管合流異常/先天性胆道拡張症術後は，一生涯にわたる観察を推奨する。
（推奨の強さ：強い，エビデンスの確実性（強さ）：C（弱い））

＜解説＞
　膵・胆管合流異常/先天性胆道拡張症術後には，遺残胆管発癌と晩期合併症という問題があり，従来は一生涯にわたる長期経過観察が推奨されてきた。今回，その根拠について改めて検討した。

これまでの報告とエビデンス

　膵・胆管合流異常/先天性胆道拡張症の晩期合併症には胆管炎，肝内結石，膵石，膵炎，胆管癌などがある[1]。

　日本膵・胆管合流異常研究会の全国登録症例のうち，癌合併のなかった症例における胆管切除後の追跡調査が可能であった小児295例，成人280例の分析では，小児例の45例（15.3％），成人症例の48例（17.1％）に胆管炎，肝内結石，膵炎，膵石および癌などの合併症を認めた[2]。単施設で50例以上の症例を集計した報告は3報あり，Urushiharaら[3]によれば，15.0％（18/120）に長期合併症が生じ，その内訳は，胆管炎・肝内結石7.5％，膵内胆管内結石3.3％，膵炎0.8％，腸閉塞3.3％であった。Ohtsukaら[4]によれば，65例中，胆管炎14例（21.5％），肝内結石18.5％，膵炎4.6％と報告している。Mukaiら[5]は110例中，肝内結石2.7％，腸閉塞3.6％と報告している。このように，肝内結石の発生頻度は施設間で異なる。さらに，術後長期合併症の発生頻度は戸谷分類によっても異なり，Type Iでは6.1％に対して，Type IIでは20.6％と高率だったと報告されている[4,6]。肝内結石，胆管炎を長期間放置すると胆汁性肝硬変に至るため，患者に生涯にわたり経過観察する必要性を説明すべきである。

　Tocchiら[7]は胆道再建後に肝内胆管の発癌のリスクが高まり術後11〜18年後に1.9％と高率に発癌が認められたと報告している。胆嚢胆管切除術後にも遺残胆管に胆管癌が発生することがある。Watanabeら[8]は1999年に過去の報告例23例を集計した。また日本膵・胆管合流異常研究会の集計（1990〜1997年）で1,291例の先天性胆道拡張症を集計し，同時期に嚢腫切除後の遺残胆管癌が9例であることから遺残胆管癌のおおよその発生率を0.7％と推定している。安藤[9]は2017年に過去の報告例の詳細な集計を行い，胆管切除後に発生した胆管癌107例を集計した。発生部位の記載のある98症例では膵内26例，肝門部47例，肝内25例であった。胆管切除術全体の施行症例数が書かれているものを合計すると2,354例であり，このうち47例に癌が発生したと想定すると癌発生率は2.0％として

いる。Fanら[10]は350例中，囊腫不完全切除が78例に行われ，そのうち14.1%（11/78）と極めて高率に発癌したと述べている。

遺残胆管発癌症例の発生時期は，術後平均11.7〜17.4年後であった[9,10〜12]が，報告例のなかでもっとも晩期に発生したものは術後45年という症例もある。平均年齢は平均47.2〜60歳で胆管癌としては比較的若いことが特徴である[9,10]。なかでも胆管切除が50〜60歳台と遅かった症例はとくに注意が必要としている[12]。約半数の症例で胆管炎や肝内結石を認めたとしている[9]。一方，半数は無症状であり，とくに遺残膵内胆管癌は自覚症状が乏しいとされ，診断時には進行癌で発見される点に警鐘をならす研究者もいる[12]。大塚ら[12]はフォローアップと早期診断の関連について，『術後フォロー中の画像診断で腫瘍性病変を指摘されていた。診断後はこれら全例で根治手術がなされた』と記述している。胆道再建後の膵内胆管発癌では自覚症状が乏しいため，報告例12例中2例のみが定期的フォローアップ中に診断されたと報告している。フォローオフ中に診断された10例中6例は原病死していた。理論的には定期的フォローアップは早期発見につながるかもしれないが，フォローオフ症例との間に統計学的有意差があるか否かは現時点では判断が難しい。

胆管非拡張型症例では胆管癌の発生頻度が低いため胆囊摘出術だけで済ませ，胆管切除を行わない施設が多い。田代ら[13]の全国集計では非拡張351例中，胆道癌合併例は138例で，うちほとんどが胆囊癌であった（126例；91.3%）。上部・肝門部の癌とされたものは胆囊癌の波及が否定しえず，再調査したところ確実に胆管癌とされたのは2例のみで1.4%（2/138）と非常に少ない。Ohuchidaら[14]は非拡張型に対して胆囊摘出術のみで治療した19例を9年間観察して胆管発癌がみられなかったと報告している。一方で，胆管非拡張型・膵胆管合流異常に対して胆囊摘出術のみを施行し1〜40年後に胆管癌の発生をみたという症例の報告が増えつつある[15〜17]。非拡張型に対して胆囊摘出術のみを施行した患者も理論的には早期発見のため生涯にわたる観察が必要と思われる。

益と害のバランス

益は晩期合併症の早期発見であり，胆道癌については早期治療を行ったほうが治療成績がよいことが十分期待できる。また，肝内結石なども早期発見であれば低侵襲治療で根治を得られる可能性が高い。

害としては，長期にわたる通院，検査など患者負担が大きいこと，合併症が起きていない患者も経過観察を継続しなければならないことがあげられるが，合併症による不利益が大きいことから，害が益を上回ることはないと考えられる。

患者の価値観・希望

多くの患者は術後合併症の早期発見のための通院を希望されると考えられる。一方で，小児や若年者の症例も多いことから，経過観察期間の長期化，ライフスタイルの変化（転居，就職，結婚など）から通院が途絶えてしまうことも起こりうる。その点，患者の啓蒙だけでなく，小児病院から成人病

院への医療機関相互の連携なども必要であろう。

コスト評価と臨床適用性

長期経過観察のほうがコストはかかると考えられる．胆道発癌や胆道合併症などの経過観察となるため，胆道疾患症例の多い専門施設でのフォローアップが望ましいと考えられる．

委員会投票結果

行うことを強く推奨する	行うことを弱く推奨する	行わないことを弱く推奨する	行わないことを強く推奨する
100％（14名中14名）	0％（14名中0名）	0％（14名中0名）	0％（14名中0名）

棄権者：なし

引用文献

1) Chijiiwa K, Tanaka M. Late complications after excisional operation in patients with choledochal cyst. J Am Coll Surg 1994；179：139-144.(CS)
2) 石橋広樹，森　大樹，矢田圭吾，ほか．先天性胆道拡張症の全国集計からみた小児から成人移行への問題点—追跡調査と重症度分類での検討．日小外会誌 2018；54：558.（CS）
3) Urushihara N, Fukumoto K, Fukuzawa H, et al. Long-term outcomes after excision of choledochal cysts in a single institution：operative procedures and late complications. J Pediatr Surg 2012；47：2169-2174.(CS)
4) Ohtsuka H, Fukase K, Yoshida H, et al. Long-term outcomes after extrahepatic excision of congenital choladocal cysts：30 years of experience at a single center. Hepatogastroenterology 2015；62：1-5.(CS)
5) Mukai M, Kaji T, Masuya R, et al. Long-term outcomes of surgery for choledochal cysts：a single-institution study focusing on follow-up and late complications. Surg Today 2018；48：835-840.(CS)
6) Takeshita N, Ota T, Yamamoto M. Forty-year experience with flow-diversion surgery for patients with congenital choledochal cysts with pancreaticobiliary maljunction at a single institution. Ann Surg 2011；254：1050-1053.(CS)
7) Tocchi A, Mazzoni G, Liotta G, et al. Late development of bile duct cancer in patients who had biliary-enteric drainage for benign disease：a follow-up study of more than 1,000 patients. Ann Surg 2001；234：210-214.(CS)
8) Watanabe Y, Toki A, Todani T. Bile duct cancer developed after cyst excision for choledochal cyst. J Hepatobiliary Pancreat Surg 1999；6：207-212.(CS)
9) 安藤久實．術後発癌からみた先天性胆道拡張症に対する外科治療の課題．胆と膵 2017；38：381-385.（CS）
10) Fan F, Xu DP, Xiong ZX, et al. Clinical significance of intrapancreatic choledochal cyst excision in surgical management of type Ⅰ choledochal cyst. J Int Med Res 2018；46：1221-1229.(CS)
11) Xia HT, Yang T, Liang B, et al. Treatment and outcomes of adults with remnant intrapancreatic choledochal cysts. Surgery 2016；159：418-425.(CS)
12) 大塚英郎，吉田　寛，元井冬彦，ほか：成人の先天性胆道拡張症術後長期成績からみた肝内結石．胆と膵

2008；29：921-925.（CS）
13) 田代征記，余喜多史郎，松村敏信，ほか．胆管拡張を伴わない膵・胆管合流異常は癌の high risk factor か？　全国集計からみた検討．胆と膵 2001；22：469-474.（CS）
14) Ohuchida J, Chijiiwa K, Hiyoshi M, et al. Long-term results of treatment for pancreaticobiliary maljunction without bile duct dilatation. Arch Surg 2006；141：1066-1070.(CS)
15) 丁田泰宏，原野雅生，青木秀樹，ほか：胆嚢摘出後の胆管非拡張型膵管胆道合流異常に合併した胆管癌の1例．胆と膵 2006；27：765-770.（CR）
16) 石田道拡，仁熊健文，湯川拓郎，ほか：胆嚢癌切除後経過中に下部胆管癌を合併した非拡張型膵・胆管合流異常の1切除例．日消外会誌 2007；40：1623-1629.（CR）
17) 関戸　仁，佐野　渉，一万田充洋，ほか：胆嚢摘除後40年以上経過して胆管癌を合併した胆管非拡張型膵胆管合流異常の1例．胆と膵 2010；31：329-332.（CR）

FRQ2 無症状の膵内遺残胆管の切除は推奨されるか？

● 膵内遺残胆管の発癌頻度は0.5％程度と推定される。無症状の膵内遺残胆管の切除については，いまだ報告症例数が少ないことから，全国集計によって術中・術後合併症発生率などを明らかにしてから推奨を決定すべきであろう。

＜解説＞

　膵内胆管を膵管合流部まで摘出しないと蛋白栓形成ないし遺残胆管癌が生じる可能性がある。安藤[1]は2017年に文献検索を行い，胆管切除後の胆管癌107例を集計した。これによれば，平均47歳，術後平均12年で胆管癌が発生した。同時期の合流異常手術総数から推定すると，発癌率は2.0％程度としている。発生部位の明らかな症例では膵内26例，肝門部47例，肝内25例であった。単施設研究では，94例の先天性胆道拡張症の術後に膵内胆管に癌が発生したのは1例（1.1％）であった[2]。Mizoguchiら[3]の集計では膵内胆管に発生した癌は17例であった。術後平均13.6年経過していた。この17例の膵頭十二指腸切除術後の1年生存率は約40％であり，平均生存期間は12ヵ月と記載されていることから，膵内胆管に遺残胆管を認めたときには遺残胆管の切除を行うことを推奨する研究者もいる。中村ら[4]が，医学中央雑誌Webにて1983年から2009年の間に『遺残胆管』をキーワードに検索したところ，癌発生前に遺残胆管を再手術で切除した症例は6例が報告されていた。6例全例で腹痛を認めており，無症状の症例はなかった。多くの症例において切除された胆管粘膜に慢性炎症像が認められたが癌は認められなかった。

　小澤ら[5]は膵・胆管合流異常に対して肝外胆管切除などの既往手術を有し，癌以外に何らかの問題を有する症例に対して膵頭十二指腸切除を施行した12例を報告している。膵頭切除の適応理由としては①切石困難な膵石，②複雑な膵管奇形，③追及切除困難な拡張膵内遺残胆管の3項目をあげている。膵内胆管のみの切除が困難な症例も存在するため，安易に膵内胆管切除を企図するのは危険があることを忘れてはならない。

　このように理論的には無症状の症例であっても遺残膵内胆管を発見したときには再切除が望ましいが，発癌頻度は1％前後と低いことが予想され，いまだに報告症例数が少ないこと，手術侵襲度が高くなる可能性があることから治療のベネフィットは慎重に判断すべきである。今後，全国集計によって膵内胆管切除術の術中・術後合併症発生率などを明らかにすべきであろう。

引用文献

1) 安藤久實．術後発癌からみた先天性胆道拡張症に対する外科治療の課題．胆と膵 2017；38：381-385．（EO）
2) Ohashi T, Wakai T, Kubota M, et al. Risk of subsequent biliary malignancy in patients undergoing cyst

excision for congenital choledochal cysts. J Gastroenterol Hepatol 2013；28：243-247.(CS)
3) Mizoguchi Y, Nakamura Y, Uchida E. Subsequent biliary cancer originating from remnant intrapancreatic bile ducts after cyst excision：a literature review. Surg Today 2017；47：660-667.(CR)
4) 中村秀俊, 東野 健, 中野芳明, ほか. 術後の遺残胆管炎で再手術を要した膵胆管合流異常症の1例. 日臨外会誌 2011；72：1237-1241.（CR）
5) 小澤文明, 今泉俊秀, 吉川達也, ほか. 分流手術後の膵側遺残囊腫内結石に対しPpPDを施行した膵・胆管合流異常, 先天性胆道拡張症（戸谷Ⅰ型）の1例―膵頭切除施行自験18例を含めた考察―. 胆道 1996；10：317-323.（CR）

外部評価の結果

領域	No.	評価項目	評価者A	評価者B
1. 対象と目的	1	ガイドライン全体の目的が具体的に記載されている。	7	6
	2	ガイドラインが取り扱う健康上の問題が具体的に記載されている。	7	5
	3	ガイドラインの運用が想定される対象集団（患者，一般市民など）が具体的に記載されている。	7	7
2. 利害関係者の参加	4	ガイドライン作成グループには，関係するすべての専門家グループの代表者が加わっている。	5	7
	5	対象集団（患者，一般市民など）の価値観や希望が調べられた。	7	6
	6	ガイドラインの利用者が明確に定義されている。	7	5
3. 作成の厳密さ	7	エビデンスを検索するために系統的な方法が用いられている。	6	6
	8	エビデンスの選択基準が明確に記載されている。	6	6
	9	エビデンス総体（body of evidence）の強固さと限界が明確に記載されている。	7	5
	10	推奨を作成する方法が明確に記載されている。	7	6
	11	推奨の作成にあたって，健康上の利益，副作用，リスクが考慮されている。	7	5
	12	推奨とそれを支持するエビデンスとの対応関係が明確である。	7	6
	13	ガイドラインの公表に先立って，専門家による外部評価がなされている。	6	7
	14	ガイドラインの改訂手続きが示されている。	7	6
4. 提示の明確さ	15	推奨が具体的であり，曖昧でない。	7	6
	16	患者の状態や健康上の問題に応じて，異なる選択肢が明確に示されている。	7	5
	17	重要な推奨が容易に見つけられる。	7	6
5. 適用可能性	18	ガイドラインの適用にあたっての促進要因と阻害要因が記載されている。	7	6
	19	どのように推奨を適用するかについての助言・ツールを提供している。	7	5
	20	推奨の適用に対する，潜在的な資源の影響が考慮されている。	7	6
	21	ガイドラインにモニタリングや監査のための基準が示されている。	4	5
6. 編集の独立性	22	資金提供者の見解が，ガイドラインの内容に影響していない。	7	7
	23	ガイドライン作成グループメンバーの利益相反が記録され，適切な対応が取られている。	7	7
ガイドライン全体の評価	24	このガイドラインの全体の質を評価する。	6	6
	25	このガイドラインの使用を推奨する。	推奨する	推奨する

1：全くあてはまらない，2，3，4，5，6，7：強くあてはまる（No.1〜23）
1：最も低い，2，3，4，5，6，7：最も高い（No.24）

膵・胆管合流異常／先天性胆道拡張症診療ガイドライン 改訂第2版

発行日	2012 年（平成 24 年）5 月 5 日　第 1 版第 1 刷発行
	2013 年（平成 25 年）6 月 4 日　第 1 版第 2 刷発行
	2024 年（令和 6 年）9 月 7 日　第 2 版第 1 刷発行
	2025 年（令和 7 年）4 月 18 日　第 2 版第 2 刷発行
定価	4,180 円（本体 3,800 円＋税 10％）
編集	日本膵・胆管合流異常研究会，日本胆道学会
発行者	鈴木文治
発行所	医学図書出版株式会社
	〒113-0033 東京都文京区本郷 2-29-8 大田ビル
	電話 03(3811)8210(代)　FAX 03(3811)8236
	郵便振替口座　東京 00130-6-132204
	http://www.igakutosho.co.jp
印刷所	三報社印刷株式会社

無検印承認

Published by IGAKU TOSHO SHUPPAN Co. Ltd. 2-29-8 Ota Bldg. Hongo Bunkyo-ku, Tokyo
Ⓒ 2025, IGAKU TOSHO SHUPPAN Co. Ltd. Printed in Japan.

0401 ISBN 978-4-87151-602-5 C 3047

・本誌に掲載された著作物の複製権・翻訳権・上映権・譲渡権・貸与権・公衆送信権（送信可能化権を含む）は編集者と医学図書出版株式会社が保有します．
・本誌を無断で複製する行為（複写，スキャン，デジタルデータ化など）は，「私的使用のための複製」など著作権法上の限られた例外を除き禁じられています．大学，病院，診療所，企業などにおいて，業務上使用する目的（診療，研究活動を含む）で上記の行為を行うことは，その使用範囲が内部的であっても，私的使用には該当せず，違法です．また私的使用に該当する場合であっても，代行業者等の第三者に依頼して上記の行為を行うことは違法となります．
・〈出版者著作権管理機構 委託出版物〉　本誌の無断複製は著作権法上での例外を除き禁じられています．複製される場合は，そのつど事前に，一般社団法人出版者著作権管理機構（電話 03-5244-5088，FAX 03-5244-5089，info@jcopy.or.jp）の許諾を得てください．